Stb

SUSANNE HÜHN, Jahrgang 1965, ist ausgebildete Lebensberaterin und ganzheitliche Physiotherapeutin. Sie schreibt spirituelle Selbsthilfebücher und gibt Lebensberatung, Channelings sowie Meditationskurse für Erwachsene und Kinder. Seit nunmehr über zwanzig Jahren begleitet sie Menschen auf ihrem Weg zur Genesung. Mit dem Schreiben begann sie vor zwölf Jahren. Zunächst vermittelte sie ihr spirituelles Wissen in Romanform, dann entwickelte sie Sachbücher und CDs; sie hat mittlerweile sieben Bücher und vier CDs veröffentlicht.

Was tun, wenn sich das ganze Leben nur noch ums Essen – oder ums Nicht-Essen dreht?
Wenn man ständig mit einem schlechten Gewissen zu kämpfen hat oder sich einfach nicht wohlfühlt in seiner Haut?
Mit Meditationen, inneren Bildern und Übungen bringt Sie die Autorin nach und nach wieder mit den Anteilen Ihres Inneren Kindes zusammen, das sich bedingungslos geliebt weiß. Durch die Bewusstmachung dieser selbstliebenden Anteile wird es Ihnen in Zukunft sicher leichterfallen, das Essen stehenzulassen und eine andere Möglichkeit finden, um sich etwas Gutes zu tun oder mit Energien für den Alltag „aufzutanken“.

Susanne Hühn

# Mit Meditationen zum Wohlfühlgewicht

ISBN 978-3-89767-574-2

Erste Auflage
Umschlaggestaltung: Murat Karaçay
Redaktion: Elke Truckses
Satz: Heike Wietelmann
Herstellung: Reyhani Druck und Verlag, Darmstadt

www.schirner.com

# Vorwort

*Wenn du müde geworden bist*
*vom Laufen nach den Sternen,*
*um den Menschen in der Nacht*
*etwas Licht zu bringen,*
*dann setz dich in der Stille nieder*
*und lausche auf die Quelle.*
*Wenn du tief genug vordringst*
*zum Kern der Dinge,*
*dann bekommst du Augen,*
*um unsichtbare Dinge zu sehen,*
*und Ohren, um unhörbare Dinge zu hören.*

*Phil Bosmans (*1922),*
*belgischer Ordenspriester, Telefonseelsorger und Schriftsteller, »der moderne Franziskus«*

Liebste Leserin, liebster Leser,

gestern habe ich dich gesehen. Du standest vor mir an der Kasse und legtest deine Einkäufe aufs Band. Salat, Gemüse, Obst, Joghurt, Vollkornbrot und ein paar andere Lebensmittel, mit denen du ausgewogene, gesunde, vitaminreiche und kalorienarme Mahlzeiten für deine Familie zubereiten kannst. Und dann, am Schluss fast, versteckt hinter einem Bund Möhren, eine Familienpackung Schokoladenkekse für dich. Es scheint so, als kauftest du sie für deine Kinder, aber wir beide wissen, dass das nicht stimmt. Ich durchschaue dich, weil ich genauso einkaufe.

Später sah ich dich wieder, du gingst mit erhobenem Kopf durch eine Einkaufspassage und schautest seitlich in eines der Schaufenster, um dich zu betrachten, genauso wie in einer „Ich will so bleiben, wie ich bin – Du darfst"-Werbung. Nun, fast genauso. Dein Blick wirkte beschämt, du zogst den Bauch ein, und ich spürte deine Verzweiflung und deine Hoffnungslosigkeit, als du dich im Schaufenster beobachtetest. Ich konnte förmlich hören, wie du „Um Himmels willen, wie konnte das nur passieren, wann und wie bin ich denn so dick geworden?" dachtest. Ich erkenne dich, weil ich genauso an Schaufenstern vorbeigehe.

Und dann sah ich dich gestern Abend beim Ausgehen. Du warst wunderschön zurechtgemacht, perfekt geschminkt, deine Haare glänzten, du strahltest und warst die Lustigste und Netteste der ganzen Gruppe. Aber du warst ganz in schwarze, sehr schicke, aber auch sehr weite Kleidung gehüllt, und deine Augen wirkten traurig und stumpf, wenn du dich für einen Moment unbeobachtet fühltest. Du tanztest, und ich spürte, wie unwohl du dich in deinem Körper fühlst und wie sehr du es vermeidest, andere zu berühren. Ich erkenne dich, liebste Freundin, liebster Freund, weil ich mich erkenne.

Weißt du, was?

Wenn du willst, dann könnten wir es gemeinsam schaffen, ein gutes, stabiles Selbstbild zurückzuerlangen; wir könnten dafür sorgen, dass wir uns wieder selbst spüren und dass wir erkennen, was wir eigentlich wollen, wenn

wir uns mit Schokokeksen zurückziehen oder heimlich zum Kühlschrank gehen, um einen Happen zu essen. Wir könnten versuchen, herauszufinden, was wir statt all des Essens tatsächlich brauchen, und nach Wegen schauen, um das zu bekommen, was uns fehlt. Ich zeige dir in diesem Buch innere Bilder und Übungen, die dich mit dir selbst in Kontakt bringen – gesund, selbstsicher, mit sich selbst liebenden Anteilen und mit Meditationen, die auch bei mir funktioniert haben. Wenn du diesen inneren Anteilen erlaubst, nach und nach das Zepter in die Hand zu nehmen, dann kannst du das Essen stehen lassen, dann findest du andere Möglichkeiten, für dich zu sorgen und den Zugang zu dir selbst zu sichern.
Es kann sein, dass du spürst, dass du geradezu süchtig nach bestimmten Lebensmitteln oder nach Essen im Allgemeinen bist. Dann genügen dir die Übungen in diesem Buch sicher nicht, dann brauchst du zur Unterstützung eine echte Therapie oder ein Suchtselbsthilfeprogramm. Dennoch können die Meditationen dir wichtige Denkanstöße geben und dir helfen, dich wieder bewusster zu spüren. Und wenn du dich bewusster spürst, bekommst du ganz von selbst Lust und die Kraft, dich gesund zu ernähren und dich mehr zu bewegen – ein leichteres, dir angemessenes Leben zu gestalten.

Wenn du zu dick bist oder dich zu dick fühlst, dann ist die Wahrscheinlichkeit groß, dass du dich sehr für deinen Körper schämst und versuchst, ihn zu ignorieren. Das verstehe ich sehr gut, das Problematische dabei ist nur, dass du damit auch die natürlichen, gesunden Kräfte, die Weisheit und die Selbstregulierungskraft deines

Körpers nicht mehr spürst, also genau die Anteile, die dich vom Zu-viel-Essen abhalten könnten. Deshalb biete ich dir auch einige innere Übungen an, mit denen du ganz sachte und vorsichtig Zugang zu dir selbst findest und zu den ursprünglichen Selbstheilungskräften deines Körpers, deiner Gefühle und deiner Denkweisen.

Vielleicht isst du gar nicht zu viel, fühlst dich aber dennoch zu dick? Dann hast du vielleicht einen niedrigen Stoffwechsel oder du bewegst dich zu wenig. Auch in diesem Fall ist es wichtig, mit der inneren Weisheit deines Körpers in Kontakt zu kommen, denn was auch immer dazu geführt hat, dass du mit deinem Körper unzufrieden bist (sonst würdest du dieses Buch ja nicht lesen), will erkannt werden. Bestimmt gibt es einige schlechte Gewohnheiten, die wir gemeinsam erkennen und verändern können, ganz vorsichtig, so, wie du es mit gutem Gefühl zulassen kannst. Ganz sicher finden wir zusammen bessere Möglichkeiten, dir zu geben, was du brauchst. Wenn dir ein positiver Antrieb fehlt und du ihn dir über das Essen holen willst, wenn du das Gefühl hast, das Essen schenkt dir Trost, Geborgenheit, Sicherheit, Schutz und einen Raum, in dem du aufatmen und dich entspannen kannst, dann brauchst du etwas anderes, Besseres, das diese Funktionen übernimmt, damit du das Essen liegen lassen kannst. Und dieses Bessere findest du in dir.

Dieses Buch will dir helfen, das verlorene gute Gefühl für dich selbst wiederzuentdecken, damit du die Sackgasse „Überessen“ verlassen kannst und einen neuen, stabilen und gesunden Weg findest, dein Leben zu meistern. Wir werden mit Hilfe verschiedener Meditationen

herausfinden, welche Gründe es dafür gibt, dass du zu viel isst, und dafür sorgen, dass du das Essen entweder loslassen kannst, dass sich also das Bedürfnis, das dahintersteckt, auflöst, oder wir finden Mittel, es auf andere, sehr viel erfüllendere Weise zu stillen.
Du entdeckst möglicherweise völlig neue innere Kräfte. Vielleicht kennst du sie aber auch schon und hast nur vergessen, sie um Hilfe zu bitten und ihnen dein Leben in die Hände zu legen, sodass sie dich heilen und zu einem glücklichen, stabilen, gesunden Ausdruck deiner selbst führen können. Vielleicht findest du hier neue Wege, dich selbst zu spüren und dich anzunehmen, so, wie du bist, das heißt mit allen Wünschen, Bedürfnissen und Gefühlen, die in dir leben und die durch dich gelebt werden wollen.
So tritt ein in deinen inneren Raum, in die Bereiche deines Selbst, in denen Heilung und ein ganz neues Leben auf dich warten. Wir machen uns auf die Suche nach Leichtigkeit, nach einem ganz neuen Lebensgefühl, nach echtem Genuss und nach Lebensfreude. Kommst du mit?

Lass uns nur vorher noch kurz eine Sache klären: Was genau ist Meditation? Ideen darüber gibt es viele. Leere deinen Geist, sei wie ein hohles Gefäß, hör auf zu denken … Damit können wir oftmals nichts anfangen, denn es gibt fast keine Möglichkeit, nichts zu denken. Hier kommt die gute Nachricht: Meditation bedeutet nicht zwangsläufig, nichts zu denken, sondern das Denken auf einen bestimmten Punkt zu richten, die alltäglichen Gedanken loszulassen und sich mit Höherem zu be-

schäftigen. Meditation ist also nicht passiv, sondern in hohem Maße aktiv, denn du konzentrierst dich dabei auf eine höhere Wahrheit, auf einen höheren Bewusstseinszustand, auf eine bestimmte Körperhaltung, falls du Yoga als Meditationstechnik nutzen möchtest, auf deinen Atem, auf ein Wort, das im östlichen Kulturkreis „Mantra" genannt wird, oder aber auf die inneren Reisen, die ich dir in diesem Buch anbiete. Wenn du nichts siehst, dann spürst du vielleicht etwas, du hörst ein Wort, nimmst eine Farbe wahr oder hast einen bestimmten, sehr klaren Gedanken. Mach dir nicht allzu viele Gedanken darüber, ob du dir bestimmte Empfindungen dabei nur einbildest, vielleicht spielt es keine Rolle, aus welchem Energiefeld das Wahrgenommene stammt.
Der Heilung, wie auch der Erleuchtung, ist es nämlich ganz egal, wie du sie erlangst.

In den Meditationen werden wir unter anderem Engel und Naturgeister bitten, uns zu begleiten. Auch wenn du nicht unbedingt an Engel glaubst – stell dir ab jetzt einfach vor, es gäbe welche. Nutze einfach die Möglichkeit, eine positive Kraft in dein Leben einzuladen, ganz egal, woher sie kommt – möchtest du das vielleicht ausprobieren? Wenn du dich gar nicht mit Engeln und Naturgeistern beschäftigen möchtest, dann lass diesen Teil bitte weg. Selbstverständlich kannst du statt deines Schutzengels auch jede andere für dich hilfreiche und unterstützende Kraft zu dir bitten.

Als Erstes zeige ich dir eine Basisübung, die du immer und überall anwenden kannst, wenn du rasch Energie brauchst oder wenn du dich schwer und träge fühlst. Ich nutze diese Übung sehr häufig dazu, eine Meditation aufzubauen, deshalb ist es sicher sinnvoll, wenn du dich mit ihr vertraut machst, falls sie dir gefällt. Sie ist dir vielleicht bereits bekannt; viele spirituelle Lehrer arbeiten mit der Lichtsäule, weil sie sehr effektiv ist. Du kennst eine ähnliche Übung bereits aus meinem Buch „Traumreisen für Erwachsene“, verzeih, wenn ich mich wiederhole. Aber weil sie die Basis für viele Meditationen ist, gebe ich sie hier noch einmal wieder, denn vielleicht ist dieses Buch das erste oder einzige, das du von mir liest.

# Die Lichtsäule

*Du sitzt bequem, schließt nun die Augen und erlaubst dir, dich in eine wunderschöne Landschaft hineinzuträumen. Vögel zwitschern, Blumen blühen, Wölkchen stehen am Himmel... Das Gras ist sehr grün, die Farben leuchten lebendig und voller Lebenskraft. Du spürst, wie sich in dir der innere Raum der Harmonie zu öffnen beginnt, vielleicht seufzt du auf, vielleicht entspannt sich dein Gesicht mehr und mehr.*
*Auf einmal, du weißt nicht, woher er kommt, spannt sich ein großer Regenbogen über die Landschaft. Er vibriert vor Energie und ist sehr leuchtend und strahlend. Du hast noch nie einen solchen Regenbogen gesehen. Du kannst genau erkennen, wo er die Erde berührt, und du beginnst, dich ihm zu nähern. Schon von weitem spürst du seine unglaubliche Energie, seine Leuchtkraft und die Lebenskraft, die er ausstrahlt. Du erkennst, an welchen Stellen die verschiedenen Farben ineinander übergehen, an diesen Stellen scheint besonders viel Energie zu fließen. Dir kommt der Gedanke, auszuprobieren, wie es sich anfühlt, wenn du dich mitten in diesen leuchtenden Regenbogen hineinstellst. Du streckst probeweise eine Hand oder einen Fuß in dieses reine, pulsierende Licht. Sofort durchströmt dich mehr Kraft, als du vormals je wahrgenommen hast. Du zögerst vielleicht noch ein wenig, doch dann entscheidest du dich, mit dem ganzen Körper in diesen Regenbogen hineinzutauchen. Du trittst also mitten in diese*

*strahlende Säule aus Licht. Der Regenbogen verändert nun seine Form, er wird zu einer stabilen Lichtsäule, die bis ganz nach oben in das Gottesbewusstsein reicht, bis in die Ebene, in der sich das ursprüngliche weiße Licht zum ersten Mal in die verschiedenen Strahlen teilt. Spüre, in welcher Farbe du dich am wohlsten fühlst. Die Lichtsäule ist so groß, dass du entscheiden kannst, welche Energie dich heute durchströmen darf. Vielleicht möchtest du auch alle Farben durchprobieren. Tanze im Regenbogen, nimm alle Farben in dich auf, und spüre diese pure Kraft. Vielleicht fließen auch alle Farben zusammen und werden zu reinem, weißem oder goldenem Licht.*

*Alles, was dich belastet, was nicht mehr zu dir gehört oder was du vielleicht von anderen trägst, kann nun in dieser Lichtsäule wie Rauch aufsteigen, deinen Körper, deine Gedanken und deine Gefühle verlassen und sich auflösen. Immer mehr durchströmt dich das Licht, und du spürst, wie du nach und nach loslassen kannst. Etwas in dir beginnt aufzuatmen, und alles allzu Schwere darf nun gehen.*

*Du brauchst nicht genau zu verstehen, was es ist, lass es einfach aus dir hinausströmen, wie Rauch oder wie Nebel, der deinen Körper verlässt. Sei sicher, in dieser Lichtsäule bist du vollkommen geschützt, es geht nur das, was sowieso nicht mehr zu dir gehört.*

*Wenn du das Gefühl hast, Schutz zu benötigen, dann stell dir jetzt vor, dass sich eine dicke Glasscheibe um diese strahlende Lichtsäule legt. Zentimeterdickes Panzerglas, vollkommen undurchdringlich, vielleicht sogar nach außen hin verspiegelt. Du bist sicher und geschützt, niemand kann diesen Regenbogen, diese farbige Lichtsäule, jemals betreten, wenn du es nicht ausdrücklich erlaubst. Vielleicht fühlt es sich noch besser an, wenn du einen dunklen Schutzfilm um die Lichtsäule legst, einen Zaun ziehst, was auch immer dir Sicherheit und Schutz gibt. Vielleicht magst du auch ein paar Schutzengel bitten, außerhalb der Lichtsäule Position zu beziehen – tu genau das, was dich sicher und geborgen sein lässt.*

*Irgendwann fühlst du dich endlich wieder bei dir angekommen, voller Kraft und stabil. Dann richte deine Aufmerksamkeit zurück in den Raum, in dem du dich befindest, nimm aber bitte die Lichtsäule mit. Du brauchst sie nie wieder zu verlassen, sie kann dich überallhin begleiten.*

# Die Liebe zu dir selbst

*Die Liebe, die ein jeder gegen sich selbst hegt, ist kein zufälliges, sondern ein von Natur in ihn gepflanztes Gefühl.*

*Aristoteles, (384 – 322 v. Chr.)*

„Liebe dich selbst, erst dann kannst du abnehmen …" oder gar „… erst dann wirst du abnehmen …"

Liebe dich selbst. Ein hoher Anspruch, nicht wahr? Er ist fast nicht zu erfüllen, weil wir gar nicht wissen, wie wir das verwirklichen sollen; und wir wissen nicht, wie sich das anfühlen soll, sich selbst zu lieben. Die Aufforderung, sich selbst zu lieben, wirkt fast wie eine spirituelle Waffe, mit der du dich selbst schachmatt setzen kannst, denn was machst du, wenn du dich nun mal nicht selbst liebst? Es ist unglaublich schwierig, den eigenen Emotionalkörper so zu programmieren, dass man Liebe für sich selbst empfindet – und zum Glück ist es gar nicht nötig. Genauso, wie du nicht entscheiden kannst, welchen Menschen du liebst oder nicht liebst – das Energiefeld „Liebe" entzieht sich deiner bewussten Kontrolle –, so kannst du auch nicht darüber bestimmen, dich selbst zu lieben. Sich selbst zu lieben ist aber ein vollkommen natürlicher Zustand, und er hat nichts mit deinem Emotionalkörper zu tun. Ob du die Liebe zu dir selbst spürst oder nicht, spielt gar keine Rolle, weil die Liebe, die wir brauchen, in höheren

Ebenen unseres Selbst sowieso vorhanden ist. Wenn wir von Liebe sprechen, besonders davon, uns selbst zu lieben, meinen wir meistens das Gefühl „Liebe". Gemeint ist aber die innere Haltung von Liebe. Dass du dieses Buch liest, um neue Wege für dich zu finden, ist ein Ausdruck von tiefer Verpflichtung dir selbst gegenüber. Du hast dich dazu entschlossen, dafür zu sorgen, dass du glücklicher wirst und dass es dir besser geht, dass du gesund wirst und dich liebenswert fühlst. Du hast ein Interesse daran, dass es dir gut geht und dass du erfüllt bist. Du möchtest dich entwickeln, etwas mehr über dich erfahren und einen guten Weg mit dir selbst gehen. Du hast offensichtlich eine intensive Beziehung zu dir selbst und zu deinem Körper, und du bist bestrebt, diese Beziehung zu verbessern und dir selbst zu geben, was du brauchst. Du übernimmst die Verantwortung für dein Glück, für deine Bedürfnisse und dafür, stabiler, ruhiger, ausgeglichener oder was auch immer du erreichen willst, zu werden.

DAS ist Liebe. Unsere Gefühle sind oft sehr wankelmütig und instabil, denn der Emotionalkörper ist ein Energiefeld, mit dem wir Energien als Emotionen wahrnehmen, kein Feld, das sie erzeugt! Wenn wir versuchen, dauerhaft Liebe in unseren Gefühlen zu erzeugen, dann müssen wir dieses Energiefeld unentwegt programmieren und kontrollieren. Und oft versuchen wir genau das, dabei ist es viel zu anstrengend und meistens sowieso nicht von besonders viel Erfolg gekrönt.

Bitte hör auf, zu versuchen, dich selbst zu lieben, und lass dich von nun an lieben, nimm die Liebe an – die Liebe deiner eigenen Seele zu dir, die Liebe deiner

höheren Anteile, all die Liebe, die du sowieso bist. Erlaube, dass sie in dich einströmt – du brauchst sie nicht in dir zu erzeugen, sondern du darfst sie zulassen. Diese Meditation hilft dir vielleicht, die Liebe zu dir selbst zu spüren und dich von ihr getragen zu fühlen.
Sie hilft dir immer dann, wenn du mal wieder verzweifelt vor dem Spiegel stehst und dich zu dick fühlst, deinen Körper hasst oder dir wütend in den Bauch kneifst – immer dann, wenn du glaubst, nicht liebenswert, nicht gut genug oder einfach unmöglich zu sein.

Die zweite Meditation gibt dir deinen eigenen Rhythmus zurück. Meistens sind wir so sehr daran gewöhnt, uns den Anforderungen der Umwelt oder anderer Menschen, der Arbeitsstelle oder auch unserer eigenen Vorstellungen anzupassen, dass wir nicht mehr spüren, in welcher Frequenz wir eigentlich selbst schwingen. Sich selbst zu lieben bedeutet auch, dass wir uns erlauben, die Dinge so zu tun, wie wir sie tun möchten – und immer dann, wenn es möglich ist, unserem eigenen Zeitgefühl zu folgen. Du wirst vielleicht feststellen, dass dein Rhythmus schneller oder auch langsamer ist, als du es erwartest, lass dich in ihn hineinfallen, und spüre, wie vertraut und wohltuend es ist, endlich wieder im richtigen Takt zu schwingen. Du darfst damit aufhören, dich durch das Essen selbst auszubremsen, deine raschen Impulse zu dämpfen oder dir durch das Essen Trost zu geben, wenn dich der innere Antreiber zur Eile mahnt, und du darfst lernen, auch ohne Schokolade innerlich zur Ruhe zu kommen.

# Die Kraft der goldenen Herzen

*Vor deinem inneren Auge entsteht nun die Lichtsäule, die du schon kennst, stell sie dir einfach vor, oder erlaube, dass du sie spürst. Viele Menschen „sehen“ nichts, spüren aber die Energien, die ich als innere Bilder anbiete. Egal, auf welche Weise du diese Lichtsäule wahrnimmst, stell dich nun bitte hinein. Lass dich von ihrem Licht durchströmen, spüre die Erleichterung, die Kraft und die Wärme, die in dich fließen. Die Lichtsäule ist außen wunderbar golden, nach innen wird sie immer heller und weißer. Stell dich bitte in den Bereich, der sich für dich im Moment sehr gut anfühlt, vielleicht magst du dich zunächst ein wenig im Gold aufhalten und später weiter nach innen gehen, vielleicht tut dir das weiße Licht auch jetzt schon gut. Du kannst auch einfach im Gold bleiben, mach es bitte so, wie es für dich richtig ist. Erlaube nun, dass alles Schwere in dir wie Rauch nach oben aufsteigt, es löst sich einfach aus dir heraus, du brauchst nichts zu tun, es geschieht von ganz allein. Immer stärker durchströmt dich nun das Licht – je mehr Schwere aufsteigt, desto mehr Raum für Licht entsteht in dir.*

*Nun erscheinen Engel, die Engel der Liebe und der Heilung schweben in die Lichtsäule hinein. Vielleicht spürst du sie als Wärme oder als Kribbeln, vielleicht kannst du sie auch mit deinem inneren Auge sehen – falls nicht, geh bitte dennoch davon aus, dass sie da sind. Sie beginnen, kleine goldene Herzen in die Licht-*

*säule zu streuen, sie funkeln wunderschön und enthalten Heilkraft und sehr viel Liebe. Wie in einer Schneekugel rieseln die Herzen nun auf dich hinab – und in dich hinein; jede einzelne Zelle bekommt ein eigenes kleines goldenes Herz. Besonders stark strömen die Herzen in die Bereiche deines Körpers, die du nicht so magst, in deinen Bauch und vielleicht in deine Hüften. Jede einzelne Zelle bekommt ein Herz – und besonders jede einzelne Fettzelle. Gerade die Zellen, die besonders ausgedehnt sind, die Zellen an den Oberschenkeln, all die Zellen am Bauch und überall da, wo sich das Fett breitmacht – hier und jetzt strömt endlich Liebe in Form von kleinen goldenen Herzen in diese Zellen hinein. Die Kraft der Liebe verändert diese Zellen, öffnet ihr Bewusstsein, und sie erwachen aus ihrer Trägheit. Die Fettzellen beginnen, ihr Bewusstsein zu verändern, sie beginnen, das Gift, das in ihnen gespeichert ist, sei es körperlich oder emotional, abzugeben; dein Körper nimmt es über die Lymphsysteme auf und scheidet es später aus. Die Zellen, in denen die Herzen angekommen sind, beginnen von innen heraus zu leuchten und zu strahlen, der Stoffwechsel wird angeregt, und dein Körper fühlt sich freier, lebendiger und gesünder an. Immer mehr Herzen strömen auf dich herab und in dich hinein, und du nimmst sie gern in dich auf. Du kannst dir selbst vielleicht keine Liebe geben, aber du kannst sie nehmen – und genau das tust du bitte von nun an. Irgendwann bist du ganz und gar angefüllt mit den goldenen Herzen, jede Zelle strahlt von innen heraus, und du fühlst dich voll von Liebe und Schönheit.*

*Vielleicht kannst du nun ein Stückchen weiter in die Lichtsäule hineintreten, noch mehr Licht aufnehmen und durch dich hindurchströmen lassen, vielleicht ist das Gold aber auch genau richtig für dich.*
*Bitte erinnere dich von nun an daran, dich jeden Tag mit kleinen Herzen anfüllen zu lassen.*
*Die Liebe, die du brauchst, ist im Übermaß vorhanden, du brauchst sie die nur zu nehmen.*

*Nun komm bitte langsam, in der Zeit, die dir angenehm ist, mit deiner Aufmerksamkeit zurück, nimm den Raum wahr, in dem du dich befindest, und öffne die Augen. Du kannst diese Meditation mehrmals täglich durchführen, sie darf auch ganz schnell durchgeführt werden. Wenn du die Information der Liebe noch verstärken willst, dann male dir Herzen auf den Bauch oder auf die Oberschenkel, genau auf die Körperteile, die du normalerweise voller Ärger oder Verzweiflung betrachtest. Sie brauchen die Herzen, um endlich gesund zu werden.*

# Der Rhythmus deiner Seele

*Mach es dir ganz bequem, schließe die Augen, tauche ein in die unendlichen Weiten deines inneren Raumes, entspanne nach und nach alle Teile deines Körpers, besonders die Schultern, den Bauch und das Gesicht – lass nun auch deine Beine, deine Füße los. Tiefer und tiefer sinkst du hinein in dich selbst, in die Weiten deines Seins. Du lässt alles hinter dir, tauchst ein auf den Grund deines Seins – hier ist es weit, frei und licht. Du betrittst einen inneren Raum aus Licht, einen Ort, in dem du dich selbst spürst und doch nicht spürst, an dem es licht und frei ist, an dem man sich geborgen und geschützt und dennoch grenzenlos fühlt.*

*Von irgendwoher in diesem Raum spürst du auf einmal ein Pulsieren, wie ein Herzschlag, es ist ein rhythmisches Leuchten, das dir sehr vertraut erscheint und das dich aufatmen lässt. Tiefer und tiefer sinkst du hinein in diesen Rhythmus, in dieses Fließen – es ist dir sehr angenehm, und auf eine ganz besondere Weise spürst du dich selbst in diesem Pulsieren. Der Rhythmus beginnt, dein Sein zu erfassen, er dehnt sich aus, und deine Aurakörper beginnen, darauf zu reagieren. Vielleicht ist der Rhythmus schneller, als du erwartet hast, vielleicht auch langsamer – es ist dein ureigener, tief in dir angelegter Rhythmus. Es ist deine Frequenz, dein ganz individuelles Gefühl für Raum und Zeit, für Geschwindigkeit und für das Fließen des Lebens. Nun beginnt das Pulsieren auch deine Zellen zu erfassen, harmonisch folgen deine Zellen nach und nach diesem Fließen, deine Moleküle und Atome richten sich nach diesem ganz besonderen Rhythmus aus, und er ist dir sehr vertraut – es fühlt sich richtig an, ruhig, frei und gesund. Alle Anspannung fällt von dir ab, die Zellen kommen in einen idealen Gleichklang miteinander, schwingen in genau der Geschwindigkeit, die deiner Energie entspricht. Du entspannst dich immer mehr, während du dich selbst besser wahrnehmen und spüren kannst, denn in diesem Rhythmus ist auch dein Gefühl für dich selbst verankert. Nun bitte darum, in ein Energiefeld geführt zu werden, das in genau deinem Rhythmus schwingt. Vielleicht ist es ein Feld aus Farben, Formen, Klängen, vielleicht eine bestimmte Landschaft, das Meer, vielleicht gleitest du wie ein Adler hoch in den Lüften oder befindest dich einfach in einem besonderen Gefühlszustand. Immer stärker durchströmt dich dein eigener Rhythmus, und immer mehr verbinden sich alle Teile in dir zu einem großen, harmonischen Ganzen. Immer weiter dehnst du dich aus, du fühlst dich wie in einer Schutzhülle aus Energie, einem Schutzraum, in dem du dich ganz und gar entspannen kannst, in dem du deinen eigenen Rhythmus ungehindert erlebst und spürst.*

*Nun sieh vor deinem inneren Auge die Erde, oder stelle sie dir vor. Sachte sinkst du hinab zur Erde, vielleicht steigst du auch auf, und du nimmst dein Energiefeld mit, das im ewig gleichbleibenden, für dich genau richtigen Rhythmus schwingt. Leise und sanft verankert sich dieses Energiefeld nun auf der Erde, strömt ein in*

*ihre höheren Sphären, fügt sich ein in all die anderen Harmonien und Töne, in all die anderen Frequenzen und Rhythmen und bildet mit den anderen zusammen ein harmonisches Ganzes.*
*Du schwingst nun voll und ganz in deinem eigenen Takt, bist entspannt und ruhig …*

# Die Leichtigkeit des Seins

*Alle Bücher, die ich je gelesen, haben mir nicht den Trost geben können, den mir das eine Wort der Bibel gab: „Und ob ich schon wanderte im finsteren Tal, fürchte ich kein Unglück, denn du bist bei mir, dein Stecken und Stab trösten mich."*

*Immanuel Kant (1724 – 1804)*

Wenn du zu viel Gewicht mit dir herumschleppst, dann ist das meistens auch ein Ausdruck dafür, dass du das Leben zu schwer nimmst, die Leichtigkeit und den natürlichen, entspannten Fluss der Dinge nicht erkennen kannst oder ihm nicht vertraust. Du wirst deine Gründe dafür haben, und selbstverständlich respektieren wir sie. Wenn du beispielsweise als Kind oft verletzt oder überfordert wurdest, dann konntest du nicht lernen, dich dem Fluss des Lebens hinzugeben. Es wäre wahrscheinlich geradezu vernichtend für dich gewesen, das zu tun, und du musstest sicher vieles in dir abspalten, verdrängen und zur Seite schieben, eine Art Ersatzpersönlichkeit aufbauen, mit der du als Kind dein Leben meistern konntest. Diese Ersatzpersönlichkeit werden wir hier nicht antasten, im Moment brauchen wir sie noch, so lange, bis du andere innere Kräfte aufgebaut hast.

Diese inneren Kräfte stehen in direktem Kontakt mit der natürlichen Ordnung der Natur. Auf deine ganz persönliche, individuelle Weise bist du ein untrennbarer Teil des Lebens und unterliegst somit denselben göttlichen Gesetzen wie der Rest der Schöpfung. Mit diesem Wissen darfst du aufatmen, denn es bedeutet, dass es auf jeden Fall Lösungen für deine Sorgen und Schwierigkeiten gibt. All deine Probleme sind nichts als versteckte Fragen an das Leben und an die göttliche Ordnung – immer dann, wenn du nicht weiterweißt, stellst du dieser Ordnung eine Frage. Du brauchst die Frage nicht genau zu kennen, sie zeigt sich von selbst durch die Art deiner Schwierigkeiten. Im Moment stellen sich dir durch dein Übergewicht vielleicht folgende Fragen:

Wie kann ich in einem natürlichen Gleichgewicht leben? Wie kann ich meine Bedürfnisse angemessen stillen? Wie kann ich voller Leichtigkeit durch das Leben tanzen? Wie kann ich lernen, mit Suchtstoffen umzugehen? Wie kann ich erkennen, was mein Körper wirklich braucht, und wie kann ich den inneren Heiler aktivieren? Wie kann ich lernen, zu vertrauen, um Hilfe zu bitten – und wen soll ich darum bitten? Wie kann ich die unerschöpfliche Weisheit meiner Seele dazu nutzen, schlanker zu werden? Wie kann ich mich eins fühlen mit meinem Körper, und wie kann ich lernen, das Leben auf der Erde zu lieben? Wie kann ich aufhören, mich selbst hier festzuhalten, kann ich nicht einfach gehen – wer sagt denn, dass ich überhaupt hier sein muss?

Das sind einige der Fragen, die du der göttlichen Ordnung auf seelischer Ebene stellst, einige der Fragen, denen du nachgehen möchtest. Danke, dass du auf der

Erde bist und dieses spezielle Themengebiet untersuchst; die Antworten, die du findest, werden dich erlösen und die besondere Bibliothek des Universums, in der alle Erfahrungen des Bewusstseins gespeichert werden, unermesslich bereichern. In der folgenden Meditation gibst du deine Probleme und Sorgen ab und damit auch die Fragen, die in ihnen verborgen sind – denn sobald die Frage in den Kosmos aufsteigt, findet das Leben, die göttliche Ordnung, unweigerlich die Antwort. Mit der folgenden Meditation erlaubst du, dass sich die Antwort zu zeigen beginnt.

Die zweite Meditation in diesem Kapitel, die Elfenwiese, schenkt dir die Leichtigkeit und die ursprüngliche Heilkraft der Naturgeister; sie stärken deine gesunden und natürlichen Persönlichkeitsanteile, die Anteile, die du vielleicht bereits als Kind vor dem Zugriff ungeduldiger oder wenig liebevoller, unachtsamer Erwachsener hast schützen müssen. Nun wird es Zeit, dass diese Anteile wieder neue Kraft bekommen, damit sie die Führung nach und nach wieder übernehmen können.

# Die Fragen deines Lebens

*Entspanne dich, indem du dich hinsetzt oder hinlegst, die Augen schließt, dich ausruhst und es dir gut gehen lässt. Komm zur Ruhe, lass los, du darfst nun tiefer in dich hineinsinken und Zeit mit dir selbst verbringen.*

*Jetzt erscheint vor deinem inneren Auge ein wunderbar funkelndes, farbiges Licht, eine glitzernde Wolke aus Lichtstrahlen. Sie hüllt dich ein, vermischt sich knisternd mit deiner Aura, nährt, reinigt, entspannt und heilt dich überall da, wo du es brauchst.*
*Du beginnst, das Licht sanft einzuatmen. Es fließt überallhin, wo es gebraucht wird. Beim Ausatmen kannst du nun alles loslassen, was dich nicht länger unterstützt. Das farbige Licht fließt in all deine Zellen, durchströmt deine Organe, deine Wirbelsäule, heilt, reinigt und entspannt dich. Du fühlst dich gelöst und frei, so wohl, wie schon lange nicht mehr. Du lässt noch ein wenig mehr los, die Außenwelt versinkt, und du spürst nur noch dich, deine Empfindungen, deine inneren Bilder. Du erlaubst dir, zu fühlen, was du fühlst, und zu wissen, was du weißt. Es gibt nun nichts mehr zu tun, du darfst dich ausruhen und dich selbst spüren. Die Wolke aus farbigem Licht wird zu einer stabilen Lichtsäule, in deren Mitte du dich nun befindest.*

*Jetzt bitte deine Schutzengel zu dir, vielleicht sind es mehrere, vielleicht ist es nur einer, und spüre ihre Wärme und Fürsorge. Bitte außerdem die Engel zu dir, die für dein spezielles Thema zuständig sind, du brauchst nicht zu erkennen, welche das sind, nimm nur ihre liebevolle Präsenz wahr. Es gibt sehr viele unterschiedliche Arten, Engel wahrzunehmen. Bitte sie, sich dir so zu zeigen und zu nähern, dass du sie wirklich wahrnehmen und spüren kannst. Wenn du sie spürst, dann richte dein Augenmerk auf das, was dich belastet, worüber du dir Gedanken und Sorgen machst, konzentriere dich auf die ungelösten Probleme und Fragen deines Lebens. Stell dir vor, wie du all diese Schwierigkeiten in ein Päckchen, vielleicht auch in ein großes Paket hineinpackst. Vielleicht schreibst du alles, was dich bedrückt, auf einen Zettel und legst ihn in das Päckchen. Wenn du willst, dann gib auch dein Fett symbolisch in das Päckchen, vielleicht ein Kleidungsstück, das dir nicht gefällt, aber weit genug ist, oder einen anderen Ausdruck für das, was du nicht an dir magst. Pack dein Päckchen sorgfältig, und achte darauf, dass du alles hineinlegst, was du erlösen willst, wofür du eine Lösung brauchst.*

(Natürlich kannst du diese Meditation jederzeit wiederholen – wenn du also etwas vergisst, dann macht es nichts, aber für heute sei bereit, gründlich aufzuräumen, ja? Das ist für dein Bewusstsein wichtig, du darfst deine Probleme wirklich loslassen, auch die, die in der hintersten Ecke deines Bewusstseins verstauben und bei denen du die Hoffnung auf Erlösung schon längst aufgegeben hast.)

*Nun bitte deinen Schutzengel, das schwere Paket von dir zu nehmen, und sieh zu, was geschieht. Er nimmt es dir ab, und augenblicklich löst es sich auf, vielleicht gibt er es auch weiter, auf jeden Fall erkennst du, dass etwas damit geschieht. Und plötzlich beginnen kleine Fragezeichen oder Lichtfunken in der Lichtsäule aufzusteigen, die Fragen, die in jeder Schwierigkeit oder Lebenssituation aufkommen, beginnen, in den Kosmos zu strömen. Wenn die Fragen in den Kosmos strömen, dann kommen unweigerlich auch die Antworten, denn innerhalb der göttlichen Ordnung gibt es ausschließlich Antworten und Lösungen, du brauchst sie nur zuzulassen. Es gibt zu jeder Frage, die als Problem auf der Erde auftaucht, eine ideale, göttliche Lösung, die dir erlaubt, deinen Weg weiterzugehen – wenn du erlaubst, dass sie sich dir zeigt, und wenn du bereit bist, ihr zu folgen. Du siehst die Fragezeichen oder die Lichtfunken aufsteigen, und etwas in dir beginnt, sich zu entspannen und aufzuatmen, du weißt, Lösungen sind bereits auf dem Weg zu dir. Und auf einmal beginnen Lichtfunken zu dir hinabzurieseln wie in einer Schneekugel, und du weißt, hier bekommst du die Antworten auf die Fragen deines Lebens. Es kann ein bisschen dauern, bis die Lichtfunken in deinem Bewusstsein angekommen sind und echte Lösungen für dich erkennbar werden. Übe, deinen Geist offenzuhalten. Du kennst die Lösungen nicht, sonst hättest du sie längst für dich umgesetzt. Vielleicht ahnst du sie, denn du bist ein Teil der göttlichen Ordnung und hast deshalb ein Gespür für die Lösungen in deinem Leben – vielleicht aber erschienen sie dir immer zu einfach, zu kompliziert, zu weit weg oder zu unwahrscheinlich, als dass du sie umsetzen konntest. Vielleicht hattest du auch gar kein Gefühl, wie sich dein Thema erlösen lassen könnte. Nun aber strömen Lösungen in dich ein, echte Wunder, göttliche Antworten, und du erlaubst ihnen, in dir zu wirken, in dir anzukommen und sich dir in den nächsten Tagen zu zeigen.*

*Bleib nun innerlich in der Lichtsäule, und sieh, wie die Lösungen zu dir herabrieseln, nimm sie auf, denke aber nicht darüber nach, du weißt einfach nicht, wie die Antworten lauten könnten. In ein paar Minuten, Stunden oder Tagen wird sich dir die Lösung zeigen, und sie wird möglicherweise anders sein, als du es erwartest. Bitte um die Kraft, die Lösung umsetzen zu können, und um die Bereitschaft, den Weg, den die göttliche Ordnung dir vorschlägt, auch zu gehen. Nun kehre langsam mit deiner Aufmerksamkeit in den Raum zurück, in dem du dich befindest, und wisse, der Prozess in dir findet statt, auch wenn du dich nicht aktiv darum kümmerst. Sei in den nächsten Tagen offen für innere Impulse, mehr gibt es nicht mehr zu tun.*

# Die Elfenwiese

*Setz oder leg dich bequem hin. Es gibt nun nichts mehr für dich zu tun. Du darfst loslassen, sein, wie du gerade bist. Dein Atem darf kommen und gehen, wie es ihm gefällt, dein Körper, deine Gefühle und Gedanken dürfen sein, wie sie gerade sind. Du brauchst niemandem zu gefallen, du tust alles allein für dich. Du erlaubst der Außenwelt nun, sich für eine Weile ohne dich weiterzudrehen, und richtest deine Aufmerksamkeit nach innen, auf deine Innenwelt. Es ist sehr wichtig, in dich hineinzulauschen und dich selbst wahrzunehmen. Innen findest du die Kraft, mit der du in der Welt da draußen Dinge in Bewegung setzen kannst. Du spürst, wie du nach und nach loslassen kannst. Dein Körper seufzt vielleicht wohlig auf, es gibt nichts mehr zu tun.*

*Alles an dir darf sein, wie es ist, mit allen Empfindungen, die in dir leben, allen Wünschen und Träumen, die durch dich gelebt werden wollen. Vielleicht wird dein Atem bereits ein wenig ruhiger und tiefer, vielleicht fühlst du deinen Körper nicht mehr richtig, er wird schwer oder ganz leicht. Deine Gedanken ziehen an dir vorbei wie Wolken am Himmel, sie dürfen da sein, aber du lässt sie vorüberziehen. Du nimmst deine Gefühle wahr, auch sie ziehen an dir vorbei. Immer tiefer versinkst du in dir, immer ruhiger wird dein Atem, du kommst mehr und mehr in dir selbst an.*
*Vor deinem inneren Auge entsteht nun eine zauberhafte*

Blumenwiese. Es ist Spätsommer, der Klee blüht, die Farben leuchten sehr intensiv, der Himmel ist tiefblau, und die Blätter der umstehenden Bäume haben bereits einen goldenen Schimmer. Es ist wunderbar warm, und du bekommst Lust, dich auf die Wiese zu legen. Vielleicht bemerkst du, dass du eine Decke bei dir hast, vielleicht möchtest du dich aber auch einfach so in das grüne, saftige Gras legen. Du breitest die Decke aus und machst es dir bequem. Vögel zwitschern, und du spürst die unbändige Kraft der Natur, unbändig und dennoch vollkommen stabil und gleichmäßig, einer weisen Ordnung folgend. Langsam beginnt die Kraft der Natur in dich einzuströmen, du spürst sehr deutlich, dass du ein Teil dieser Ordnung bist, dass sie auch in dir und deinem Leben wirken kann und möchte, wenn du es erlaubst. Der Teil in dir, der angebunden ist an diese göttliche, natürliche Ordnung, beginnt, aufzuhorchen und sich zu erinnern. Schmetterlinge schweben sachte von Blüte zu Blüte, und auf einmal fällt dein Augenmerk auf einen besonders bunten Falter. Seine Farben leuchten wunderschön, er glüht förmlich von innen heraus, und auf irgendeine magische Weise fühlst du dich mit ihm verbunden. Es ist, als könntest du spüren, wie es ist, so leicht von Blüte zu Blüte zu tanzen, und du begleitest den Schmetterling auf seinem Weg. Du spürst die Leichtigkeit und Freiheit, die Fülle dieser Wiese, die Freude über den Sonnenschein und die wärmenden Strahlen der Sonne, die deine Farben zum Leuchten bringen. Diese Wiese ist sehr außergewöhnlich, hier können wundervolle Dinge geschehen, hier findest du eine Welt, in der alles mit-

*einander verbunden ist, es ist ein einziger großer Kreislauf des Lebens. Und weil das so ist, wunderst du dich kaum, dass du jetzt auf einmal selbst zum Schmetterling wirst. Du sitzt auf einer Kleeblüte, schmeckst den köstlich süßen Nektar, schlägst mit den kräftigen und doch so zarten Flügeln – und plötzlich fliegst du. Du erhebst dich in die blaue Luft, ganz leicht und wie selbstverständlich verlässt du den Boden und schwebst sanft über die zauberhafte Wiese. Und nun erkennst du, dass hier neben den Pflanzen und Tieren noch sehr viele andere Wesen leben, Elfen, Feen, Naturgeister jeder Art. Du hörst feine, wispernde Stimmchen und verstehst sogar die Sprache der Blumen. Ein ganz besonderes Heilkraut zieht dich auf einmal an, du fliegst zu einer zarten und doch kraftvollen grünen Pflanze und setzt dich vorsichtig auf eines ihrer Blätter. Sofort beginnt die Energie dieses Heilkrautes in dich einzuströmen und dir zu geben, was dein Körper so dringend braucht. Nun spürst du auch deinen Körper wieder, der auf der Wiese liegt, und du weißt, dass du hier und jetzt um Heilung bitten darfst. Du bittest die Naturwesen, die Elfen, Feen und die Kraft der Kräuter und Blumen, in dich einzuströmen und dir alles zu geben, was du benötigst, gesund, schlank und innerlich leicht und frei zu werden. Du weißt, dass sie dir all die Informationen geben, die du brauchst, um dein Gewicht sehr leicht loszulassen. Immer tiefer entspannst du dich, und auf einmal hast du das Gefühl, als kämen tatsächlich Naturwesen, Blumendevas, kleine Zwerge, Kobolde und wundersame Elfen zu dir. Sie beginnen, an dir zu arbeiten, du verstehst nicht genau, was sie*

*tun, aber du spürst, wie sich dein Energiefeld entspannt und freier, farbiger und zugleich kraftvoller wird. Düfte, Farben, Heilenergien fließen in dich ein – die Kraft der Natur, die Ordnung der Erde, beginnt in dir zu wirken, und du wirst immer klarer und innerlich stabiler. Du spürst, wie etwas in dir ins Gleichgewicht kommt, wie frische Energie in dich einströmt, wie Altes und Starres aufweicht und dich verlässt, in die Erde einsickert, dort in reine Lebenskraft zurückverwandelt wird oder wie Nebel aufsteigt und sich im Schein der Sonne auflöst. Auch die Leichtigkeit des Schmetterlings strömt in dich ein und erinnert dich an die Möglichkeit, voller Leichtigkeit durch das Leben zu schweben. Du bittest deine Fettzellen ausdrücklich, diese Energie in sich aufzunehmen, und du bittest um neue Wege, dich zu ernähren, so, wie es gut für dich ist, so, wie es dein Körper tatsächlich braucht. Du bittest um die Bereitschaft, weniger zu essen und deine Energie auf andere, für dich bessere und gesündere Weise zu erneuern, und während du bittest, spürst du, wie tatsächlich neue Informationen in dich einfließen. Du brauchst sie noch nicht zu verstehen, aber du weißt,*
*sie werden zu wirken beginnen und sich dir zur richtigen Zeit offenbaren …*
*Nun atme ein paar Mal bewusst und tief durch, bleib, wenn du willst, innerlich auf der Blumenwiese liegen, und komm mit deiner Aufmerksamkeit gleichzeitig zurück in deinen Körper, in den Raum, in dem du dich befindest. Nimm die Heilkraft und die Leichtigkeit der Natur mit in dein Leben, und öffne jetzt wieder die Augen.*

# Dein Essen – dein magischer Zirkel?

*In der gesamten Schöpfung sind geheime Heilkräfte verborgen, die kein Mensch wissen kann, wenn sie ihm nicht von Gott offenbart werden.*

*Hildegard von Bingen, (1098 – 1179), deutsche Mystikerin, Äbtissin und Naturwissenschaftlerin, katholische Heilige*

Kannst du dir vorstellen, dass das überflüssige Gewicht, das du nicht magst, in Wahrheit gar nicht so überflüssig ist und dass es Anteile in dir gibt, die es brauchen – oder zumindest zu brauchen glauben? Wenn du wirklich abnehmen willst, dann brauchst du zur Unterstützung alle inneren Kräfte auf deiner Seite. Wenn es aber etwas in dir gibt, das glaubt, ohne all das Gewicht zu verletzlich zu sein, zu empfindlich, zu durchsichtig, dann kannst du machen, was du willst, dein Körper wird dafür sorgen, dass dieser Teil sich sicher fühlt, und versuchen, sein Gewicht zu halten. Deine Selbstheilungskräfte sind immer bestrebt, dich im bestmöglichen Gleichgewicht zu halten, und wenn etwas in dir aus diesem Gleichgewicht geraten würde, zum Beispiel, wenn du an Gewicht abnimmst, dann wirken die inneren Regulierungskräfte dagegen an. Was wäre, wenn dieser Teil in dir recht hätte, wenn er tatsächlich zu weich und zu verletzlich wäre, wenn er nicht das Fett wie einen Schutzwall um sich herum aufbaute?

Deshalb nehmen wir in der folgenden Meditation sehr achtsam Kontakt mit dem Teil in dir auf, der denkt, er müsste essen, um stabil zu bleiben, der das Essen als magischen Zirkel, als Schutzkreis um sich herum gezogen hat. Wahrscheinlich ist dieser Teil sehr beschämt oder verletzt, deshalb werden wir sehr vorsichtig sein. Wir erkennen, was er braucht, damit du überhaupt die Möglichkeit hast, Gewicht zu verlieren. Denn wenn du Gefahr läufst, irgendwie abzuheben, zu leicht oder zu dünnhäutig für diese Welt zu sein, dann wäre es geradezu unverantwortlich (und deshalb beinahe unmöglich), Gewicht zu verlieren.

In der zweiten Meditation spürst du diesen magischen Zirkel deutlicher und bekommst andere Möglichkeiten, dich weiterhin geschützt und sicher zu fühlen.

# Der innere Heiler

*Du setzt oder legst dich bequem hin, machst es dir so angenehm wie möglich und erlaubst dir, wenn es dir angenehm ist, die Augen zu schließen. Es gibt nun nichts mehr zu tun, du kannst dich ausruhen, die Gedanken fließen lassen und die Gefühle so zulassen, wie sie gerade sind.*

*Du tauchst tiefer in deine innere Welt, das Tor zu deiner inneren Wahrnehmung öffnet sich ganz sachte, und du entspannst dich mehr und mehr. Du bedankst dich leise bei dir dafür, dass du dich so gut um dich kümmerst, dass du dir Zeit für dich nimmst und Kraft aus dem Raum der Stille in dir schöpfen willst.*

*Nun entsteht vor deinem inneren Auge ein wunderschöner Wald, ein Zauberwald, so schön und magisch, wie du ihn dir nur vorstellen kannst. Du spürst die Heilkraft der Natur, sie strömt aus jedem Blatt, jedem Grashalm und jeder Blume in dich hinein.*

*Du beginnst, ein wenig in diesem zauberhaften Märchenwald herumzuspazieren. Dort wachsen Farne, du siehst Rehe und andere wunderschöne Waldtiere, vielleicht siehst du Wasserfälle und aufregend geformte Felsen und Bäume. Du staunst über die Farbenpracht und die wundersame Schönheit dieses Waldes und gehst immer weiter. Vielleicht triffst du gar ein Einhorn oder andere Naturwesen, sie sind real und existieren in anderen Dimensionen genauso, wie ein Häschen oder ein Eichhörnchen auf der Erde. Du gehst immer weiter, da gibt es einen sanft geschwungenen Weg, der dich durch den Wald hindurchführt. Immer tiefer führt er dich in den Wald hinein, und auf einmal stehst du auf einer kleinen Lichtung. Verwundert bemerkst du ein Häuschen, es ist wunderschön, ein kleines, romantisches und sehr gemütlich wirkendes Haus. Vielleicht ist es auch ein wenig kahl, das macht nichts, geh einfach weiter. Du spürst, du bist hier willkommen, du darfst einfach eintreten. Du gehst also zur Tür, öffnest sie vorsichtig und betrittst das Häuschen. Du stehst in einer einfachen bäuerlichen Stube. Kräuter hängen zum Trocken von der Decke, es gibt einen Holztisch mit einigen Stühlen und einen Herd, in dem ein Feuer brennt. In einem Regal stehen Karaffen, gefüllt mit schimmernden Flüssigkeiten. Du schaust dich um und spürst die Ruhe und den Frieden dieses Ortes. Du setzt dich an den Tisch und entspannst dich noch tiefer. Auf einmal betritt eine Gestalt den Raum, vielleicht ist es ein Mensch, vielleicht ein Engel oder ein anderes Lichtwesen, vielleicht bist du es selbst in strahlend schöner, gesunder Form … „Ich bin dein innerer Heiler", sagt die Gestalt, „der Teil in dir, der in Verbindung steht mit der göttlichen Ordnung und der völlig heil und von strahlender Schönheit und Gesundheit ist. Ich heiße dich herzlich willkommen, und ich gebe dir gern, was du brauchst." Die Gestalt setzt sich zu dir an den Tisch, und du spürst ihre Präsenz, ihre überwältigende und doch so ruhige Anwesenheit. Ganz sachte berührt sie dein Gesicht und die Stellen deines Körpers, die dich unglücklich machen und an denen sich zu viel Fett angesammelt hat. Ganz besondere Heilenergie strömt in dich ein, es ist deine eigene Energie, die Kraft deiner Selbstheilung, deshalb fühlt sie sich sehr vertraut an. Während ihr am Tisch sitzt und du dich in der wundersamen Präsenz deines vollkommen gesunden inneren Anteiles mehr und mehr entspannst, öffnet sich die Tür erneut, und ein weiteres Wesen betritt scheu den Raum – es ist der Teil in dir, der Heilung benötigt, das verletzte, beschämte Selbst, der Teil, der all das Fett mit sich herumschleppt, der es zu brauchen glaubt oder es für dich oder für einen bestimmten Menschen, den du liebst, trägt. Schau es dir genau an, dieses verletzte, beschämte, zu dicke Selbst, nimm wahr, was du fühlst, wenn du es siehst. Vielleicht ist es sehr traurig oder wütend, vielleicht traut es sich nicht, hereinzukommen, vielleicht kann es vor lauter Gewicht kaum laufen, vielleicht ist es auch sehr dünn und fast am Verhungern. Möglicherweise ist es ein sehr vital wirkender Teil, der alles unter Kontrolle hat und dein Leben meistert, dabei aber angespannt und gehetzt wirkt. Vielleicht muss dieser Teil erst die ausdrückliche Erlaubnis erhalten, einzutreten und sich auszuruhen, einmal die Kontrolle abzugeben und nichts zu leisten. Er ist vielleicht gar nicht der Ansicht, dass er Hilfe braucht. Sag ihm bitte sehr liebevoll: „Komm herein, meine Liebe, mein Lieber, heute geht es um dich, wir müssen reden.“*

*Was auch immer der verletzte Teil braucht, hier und jetzt bekommt er Heilung. Dein innerer Heiler, dein strahlend gesunder Anteil, bittet das verletzte Selbst in die Hütte herein und hilft ihm, sich an den Tisch zu setzen. Vielleicht spürst du nun all die Anstrengung, die Trauer oder die Scham, lass es zu, es wird Zeit, dass du dir erlaubst, so zu fühlen. Vielleicht bist du erschüttert darüber, wie verletzt dieser Anteil tatsächlich ist, vielleicht wunderst du dich, dass er gar nicht so verletzt wirkt – vielleicht ist es ein zartes Elfchen oder Engelchen, das so viel essen muss, um überhaupt auf der Erde zu bleiben. Die Bewohnerin oder der Bewohner der Hütte nimmt es jetzt in den Arm und streichelt ihm über den Kopf, dankt ihm, dass es all die Schmerzen ertragen und ausgehalten hat. Dann steht das strahlend gesunde Wesen auf und beginnt, aus den Kräutern einen ganz besonderen Heiltee zu brauen. Die Heilerin, der Heiler fügt magische Zaubersprüche, Lebenselexiere, hochwirksame Heilformeln und wichtige seelische Informationen hinzu, rührt dreimal um und stellt drei Tassen auf den Tisch – eine für sich, eine für das verletzte Wesen und eine für dich selbst. Vorsichtig nippst du an dem Tee und spürst, wie dich augenblicklich Kraft zu durchströmen beginnt – Leichtigkeit, Vertrauen in die eigenen Fähigkeiten und in das Leben selbst fließen in dich ein. Die innere Heilerin beginnt nun, mit dem verletzten Anteil zu reden, sie erklärt ihm, wie er mit einigen Dingen anders umgehen kann, vielleicht fragt sie auch, ob dieser Anteil überhaupt noch auf der Erde und in deinem irdischen Leben wirksam sein will. Es kann sein, dass er so müde, verletzt und schwer ist, dass er am liebsten in der Hütte bleiben würde – vielleicht möchte er sich auch ganz auflösen. Was auch immer dieser innere Anteil braucht, hier bekommt er es. Es gibt keine Vorgaben und kein Richtig oder Falsch, hier bekommst du, was nötig ist, damit du gesund und stabil weitergehen kannst.*

*Vielleicht hört dieser innere Anteil heute zum ersten Mal, dass er sich nicht so anzustrengen braucht, dass er loslassen darf, dass alles leichter und entspannter sein darf. Erlaube nun, dass ein Heilungsprozess einsetzt – du brauchst nicht zu verstehen, was geschieht, trinkt den Tee, und entspannt euch, der verletzte Anteil bekommt nun alle Informationen und die Kraft, die er braucht, um gesund zu werden. Vielleicht wird dir nun einiges klar, vielleicht trägt er all das Fett für jemand ganz anderen, dann gib die Last achtsam zurück. Irgendwann spürst du, dass sich etwas verändert, dass Energie zu fließen beginnt.*
*Ihr nehmt euch nun an den Händen und bildet einen Energiekreis, du selbst, dein innerer strahlend gesunder Anteil und das verletzte Selbst. Die Kräfte der Genesung und der Schönheit beginnen, euch zu durchströmen, und ihr werdet eins, tauscht eure Energien aus, fühlt euch so innig verbunden, wie ihr in Wahrheit seid –Teile eines vollständig heilen Systems. Spüre den Strom der Kraft, der dich und den verletzten Teil durchströmt, fühle das Mitgefühl mit dem verletzten Anteil, danke ihm, und verneige dich vor dem, was er für dich getan und getragen hat. Nun aber gibt es andere Lösungen und ein neues Gleichgewicht.*

*Irgendwann wird es Zeit, die Hütte zu verlassen. Schau, ob der verletzte und nun geheilte Anteil mitkommen oder lieber in der Hütte bleiben möchte – wahrscheinlich will er sich noch ein bisschen ausruhen oder gehört sowieso an die Seite des inneren Heilers. Was immer geschieht, lass es zu, genau so, wie es ist,*

ist es richtig. Verlasse die Hütte, nachdem du dich verabschiedet hast, und wisse, dass du jederzeit und mit jedem Thema willkommen bist. Nun aber wird es Zeit, zurück in das Leben auf der Erde zu kommen, die Hütte ist in dir und ein Teil von dir, deshalb sieht es nur so aus, als verließest du sie. In Wahrheit kannst du einfach am Tisch sitzen bleiben und der inneren Heilkraft erlauben, von hier aus zu wirken und dein Leben neu zu ordnen.

Lass dir ein paar Verhaltensvorschläge mit auf den Weg geben, vielleicht rät dir dein gesunder Anteil, bestimmte Lebensmittel nicht mehr zu essen oder eine bestimmte Sportart zu beginnen, vielleicht aber auch, dich nicht mehr so anzustrengen und dir mehr Zeit und Raum für dich selbst zu nehmen.

Komm nun mit deiner Aufmerksamkeit zurück in den Raum, in dem du dich befindest, und erinnere dich bitte daran, dass du jederzeit in die Hütte eintreten und um Rat und Heilung bitten darfst.

# Der magische Zirkel

*Nachdem du es dir ganz bequem gemacht hast, stell dir bitte einmal vor, um dich herum befindet sich ein hochwirksamer Schutzkreis. Dieser Ring ist wie ein magischer Hexenzirkel, wie eine Burg, hinter der du dich verschanzen kannst. Setz dich bewusst in diesen Ring, entspanne dich, und nimm wahr, was du fühlst. Atmest du auf? Es kann sein, dass du das Gefühl hast, nun unsichtbar zu sein, nicht mehr erreichbar, geschützt und hinter dicken Mauern verborgen. Möglicherweise fühlst du auch etwas ganz anderes, erkenne es, und spüre es ganz deutlich. Wie groß ist der Ring, wie viel Raum soll dir der magische Zirkel geben? Kannst du dir vorstellen, dass dieser Schutzkreis vielleicht durch das Essen oder durch die Lebensmittel, die sich in deinem Kühlschrank befinden, gebildet wird? Wenn das stimmt, wenn du spürst, ja, es ist das Essen, das dir all diesen Schutz geben soll, dann schau, ob du noch ein Stückchen weiter in diese Erfahrung hineingehen möchtest.*

*Nimm all deine Gefühle wahr, auch wenn sie dir vielleicht nicht gefallen, nimm bitte wahr, wie viel Schutz dir das Essen bietet und wie sehr du ihn brauchst. Ohne diesen Schutz wärst du vielleicht gestorben oder innerlich völlig abgestumpft. Stell dir nun bitte bewusst vor, dass dieser Ring aus all den Lebensmitteln besteht, die du magst und die dir Trost und Schutz bieten. Vielleicht fühlt sich das nicht ganz stimmig an, dann bleib bei dem Bild einer Trutzburg, eines Hexenzirkels oder was auch immer für dich funktioniert. Vielleicht ist es ein Pfefferkuchenhaus? Das Schlaraffenland? Stell dir nun bitte vor, dass die Lebensmittel, die du gern isst und die dir Schutz geben sollen, in dem Kreis liegen und dir zur Verfügung stehen. Wenn du willst, dann nimm einige Lebensmittel aus dem Kreis in die Hand, schau sie an und danke ihnen für die Wärme, Geborgenheit und den Trost, den sie dir gegeben haben. Bei aller Abneigung gegen das Fett, das sie verursachen, so haben sie doch eine äußerst wichtige Funktion erfüllt, denn der Kreis schützt dich und gibt dir Raum, dich in dich selbst zurückzuziehen.*

*Und nun stell dir bitte vor, der Schutzkreis wäre auf einmal weg. Was passiert nun? Wie fühlst du dich? Bist du ausgeliefert, schutzlos, ängstlich? Oder bleibt vielleicht ein goldener, magischer Ring zurück und du brauchst all die Lebensmittel gar nicht mehr? Vielleicht aber bleibt auch nur Leere, vielleicht ist das Essen tatsächlich dein einziges Bollwerk gegen die Härten deines Lebens. Spätestens jetzt spürst du, wie wichtig der Kreis für dich ist, richtig? Schau bitte einmal an dir herunter … Wie alt bist du eigentlich? Bist du erwachsen oder eher ein Kind? Und kannst du erkennen, wovor du solche Angst hast? Dabei spielt es keine Rolle, ob diese Angst berechtigt ist oder nicht, nimm sie einfach wahr – für einen Teil in dir ist sie sehr real. Welche Botschaften hat das Kind oder dieser Teil in dir bekommen, was* versuchst du, durch das Essen zu vermeiden? Gibt es eine Botschaft, die „Du sollst nicht fühlen" lautet? Oder etwas anderes? Es ist hilfreich, zu erkennen, welchen Auftrag das Wesen im Schutzkreis zu erfüllen versucht, welchen Dienst es leistet, was es trägt, welche Rolle es im Familiengefüge oder auch in dir selbst zu spielen hat.

Nun geh bitte als Erwachsener in das innere Bild hinein, geh zu dem nun schutzlosen Anteil, und setz dich einfach dazu. Frag ihn, was er braucht und ob er bereit ist, auf das Essen zu verzichten, wenn du ihm dafür etwas Besseres, nämlich echten Schutz und Trost, anbietest. Es kann sein, dass dir der ängstliche Anteil, vielleicht ist es ein Kind, nicht glaubt und nicht vertraut. Dann lass ihm Zeit, stell dir bitte wieder den magischen Nahrungsmittelring vor und bleib bei dem inneren Kind oder dem verängstigten Anteil sitzen. Versprich ihm, alles zu tun, damit er sich sicher fühlt, und wenn das bedeutet, dass er sich für den Rest seines Lebens hinter Nahrungsmitteln versteckt, dann erlaube ihm das.

Seine Sicherheit ist bedeutsamer als dein Aussehen, es ist wichtig, dass er das weiß. Natürlich gibt es andere Möglichkeiten, sich geschützt zu fühlen, wenn du sie aber im Moment nicht kennst oder nicht annehmen kannst, dann erlaube dem schutzbedürftigen Anteil in dir bitte, zu tun, was nötig ist. Bitte erkläre ihm, dass er von nun an alles bekommt, was er braucht, um sich stabil zu fühlen. Frag ihn, wenn du magst, was das ist und wie du besser für ihn sorgen kannst. Vielleicht ist der Anteil gar nicht ängstlich, sondern sehr im

*Mangel und glaubt, er würde verhungern oder nie bekommen, was er braucht, wenn er sich nicht hinter der Mauer aus Nahrung verschanzt. Frag ihn, was er braucht, und versprich ihm, dafür zu sorgen, dass er es bekommt. Es ist wichtig, dass du das wirklich ernst meinst und bereit bist, alles zu tun, diesem Teil zu geben, was nötig ist – sei es Sicherheit, mehr Raum, Freiheit, vielleicht auch bestimmte Nahrungsmittel, die du dir oft versagst oder die du als Kind nicht bekommen hast.*

*Erkläre dem Teil in dir, dass er die Funktion, die er übernommen hat, von nun an nicht mehr zu erfüllen braucht, dass er fühlen und sagen darf, was er will, und nichts mehr zu tragen braucht. Wenn er eine Last für jemanden trägt, dann gib sie dahin zurück, wohin sie gehört, falls dir das möglich ist.*

*Manchmal kann es helfen, diesem Teil zu versprechen, dass er sich eine Mahlzeit am Tag aussuchen kann, dass er einmal am Tag bewusst bekommt, was er gerne essen möchte. Ganz egal – das kann ruhig auch Grießbrei sein. Wenn du ihm versprichst, ihm auf eine vernünftige und strukturierte Weise zu geben, was er braucht, dann ist er vielleicht bereit, den Schutzwall zu verlassen.*
*Sitz bei ihm, nimm ihn in den Arm, wenn er das möchte, versprich ihm, von nun an für ihn zu sorgen, und bleib innerlich in dem Bild, egal, ob sich der Schutzwall aufgelöst hat oder nicht.*
*Wie fühlt sich das an?*

*Es kann sein, dass du gar nicht weißt, wie du diesem Teil geben sollst, was er braucht – dann bitte deinen Schutzengel um Hilfe, versuche aber bitte dennoch, alles zu tun, was in deiner Macht steht. Wenn du willst, dann stell dir die Lichtsäule vor, vielleicht genügt das schon, um den Wall aus Nahrung überflüssig zu machen. Wenn das so ist, dann erlaube, dass dieser Wall verschwindet.*

*Er ist viel zu wichtig, als dass wir ihn jetzt einfach so wegschicken könnten, das ist auch nicht nötig.*

*Das, was er dem verängstigten Teil in dir gegeben hat, darf ganz langsam auf andere, neue Weise in dich einfließen. Dann löst der Schutzwall sich ganz von allein auf, weil er seine Funktion verliert.*

*Bleib nun bitte innerlich bei dem Kind oder dem Teil von dir, der den magischen Zirkel braucht, sitzen, halt ihn im Arm, und spüre, wie gut es sich anfühlt, bereit zu sein, von nun an Sorge für diesen Teil zu tragen.*

*Komm nun langsam mit deiner Aufmerksamkeit zurück in den Raum, in dem du dich befindest, bleib aber dennoch in dir verankert.*

# *Das Innere der Fettzellen*

*Festhalten ist die Quelle all unserer Probleme.*
*Da Vergänglichkeit für uns schmerzlich ist,*
*klammern wir uns verzweifelt an die Dinge.*
*Wir haben Angst, intensiv zu leben, weil*
*Leben stetiges, tägliches Loslassen bedeutet.*
*Festhalten aber führt zu dem Schmerz, den*
*wir um jeden Preis vermeiden wollen.*

*Peter Lauster (*1940), deutscher Psychologe*

Hast du schon einmal darüber nachgedacht, was du so alles in deinen Fettzellen gespeichert hast? Vielleicht sind deine Fettzellen im Laufe der Zeit zum Auffanglager für allerlei Gerümpel geworden, vielleicht hast du alles, womit du nicht umgehen konntest, dort hineingepackt. Vielleicht ist das Fett eine Art Speicher, wie ein Keller oder Dachboden, in dem alte Erinnerungen, die dir nicht gut tun und die du transformieren darfst, Schmerzen, Enttäuschungen oder Einsamkeit gespeichert sind? Warum schauen wir nicht einmal nach? Dazu stellen wir uns vor, deine Fettzellen wären wie Räume. Ich führe dich vorsichtig hinein, und dann räumen wir zusammen ein bisschen auf, machen ein bisschen inneres Feng Shui. Du wirst dich danach sicher leichter und befreiter fühlen, vielleicht wunderst du dich darüber, was sich dort im Laufe der Zeit alles angesammelt hat …

Der goldene Stern in der zweiten Meditation versorgt

dich mit der spirituellen Nahrung, die du in Wirklichkeit brauchst, damit sich dein seelischer Hunger und der Mangel in den Zellen auflösen können.

# Die Befreiung der Fettzellen

*Du machst es dir so bequem wie möglich, schließt die Augen und stellst dir eine Naturlandschaft vor. Diese Landschaft ist so prachtvoll und schön, wie du noch keine zuvor gesehen hast. Du weißt auf einmal, dass sie zu einer anderen Erde gehört, zu einer Erde, auf der die Gesetze von Liebe, Fülle, Wahrhaftigkeit und Freude herrschen und wirksam sind. Ein hohes geistiges Wesen empfängt dich, ein Engel vielleicht, vielleicht ein Mensch, dem du ansiehst, dass er in Liebe und Erfüllung lebt. Vielleicht ist es auch ein ganz anderes Geschöpf. Das Wesen bittet dich, an einer Art Garderobe alles abzugeben, was du von der alten Erde mitgebracht hast. Vielleicht bemerkst du nun an dir einen schweren Rucksack, einen alten Mantel, schwere Stiefel oder gar einen verrosteten Keuschheitsgürtel. Leg alles ab und gib es dem Wesen. Schau, was es damit macht, vielleicht wird alles verbrannt, vielleicht verschwindet der jeweilige Gegenstand einfach.*

*Nun fragt dich der Engel oder das geistige Wesen, ob du dir anschauen möchtest, was du in dir gespeichert hast. Es sagt dir, dass für dich nun die Zeit gekommen sei, alles Alte anzuschauen und ihm entweder einen guten Platz zu geben oder es loszulassen. Du spürst noch einmal in dich hinein, doch du weißt, dass das Wesen recht hat – es wird Zeit, in dir aufzuräumen. So nickst du und lässt dich von ihm führen. Das Wesen führt dich zu einem massiven und steilen Berg. Ir-*

*gendwie kommt er dir bekannt vor, auch wenn du ihn vielleicht noch nie bewusst gesehen hast.*
*„Das ist dein Fett", sagt das lichte Wesen, „diesen Berg versuchst du schon so lange zu erklimmen und unter Kontrolle zu bekommen, dabei möchte er nur angeschaut werden, damit du seine Schätze erkennst."*
*Das stimmt, und du bist sehr berührt, denn du versuchst schon so lange, diesen viel zu steilen Berg zu besteigen. Jetzt erkennst du, dass du ihn nicht bezwingen kannst – er ist an einigen Stellen so steil, dass er geradezu gefährlich aussieht.*
*Das Wesen führt dich nun an den Fuß des Berges – und auf einmal bemerkst du erstaunt, dass es einen Zugang in den Berg hinein gibt! Der Eingang ist schmal, und du wunderst dich nicht, dass du ihn bislang noch nicht gefunden hast. Wenn dir das Wesen den Eingang nicht gezeigt hätte, hättest du ihn übersehen – vielleicht hättest du nicht einmal darüber nachgedacht, ob es überhaupt einen Zugang in diesen Berg gibt. Voller Spannung trittst du in den Berg ein – und dann stehst du in einer Höhle oder in einem Raum. Auf einmal weißt du, das ist das Innere deines Fettes, sei es das einer einzelnen Fettzelle oder das der Gesamtheit deines überflüssigen Gewichtes.*
*Du schaust dich um – ist es hell oder dunkel? Gibt es ein Licht, oder trägst du vielleicht eine Fackel mit dir? Das Wesen lässt dich nun allein, und du schaust dich in aller Ruhe um. Vielleicht gibt es eine Menge Gerümpel, dann trage alles aus der Höhle hinaus. Vor der Höhle brennt nun ein Feuer, das Wesen hat es angezündet, damit du alles Alte verbrennen und somit trans-*

*formieren kannst. Das Feuer besteht aus einer riesigen violetten oder orangefarbenen Flamme, sie lodert hoch und hell. Alles, was du nicht mehr brauchst, kannst du hier verbrennen. Lass dir Zeit dabei, und schau dir genau an, was du verbrennen möchtest, dann wirf es ins Feuer. Nimm dir Zeit und räume auf, sorge für die inneren Anteile, tu, was zu tun ist, und wenn du Hilfe brauchst, dann ist das lichtvolle Wesen für dich da. Räum wirklich in aller Ruhe auf, du hast alle Zeit der Welt, nimm deine Gefühle wahr, erkenne, was hier alles gespeichert ist, und lass deine Gefühle zu.*

*Irgendwann spürst du, dass es gut ist, der Raum oder die Höhle ist rein und sauber, du hast alles erkannt und losgelassen.*

*Nun gibt dir das lichte Wesen einen Zauberstab, damit kannst du die Höhle oder den Raum verändern, ihn so einrichten, wie du es gern haben willst. Vielleicht möchtest du schimmernde Kristalle an den Wänden haben oder ein gemütliches Feuer entzünden, vielleicht möchtest du den Raum aber auch licht und hell einrichten, Luft und Sonne hineinströmen lassen. Erlaube dir, den Raum oder die Höhle so zu gestalten, dass ein wundervoller innerer Rückzugsort für dich entsteht, ein Raum, in dem du dich wohlfühlst und in dem sich nur das befindet, was du wirklich darin haben willst. Denn das ist der Schatz, der sich in all dem Fett verbirgt, du hast dir einen sehr wirkungsvollen Schutzraum geschaffen, und diesen darfst du von nun an auch bewusst nutzen!*

*Irgendwann bist du fertig, du schaust dich noch einmal um und bist zufrieden, vielleicht sogar glücklich.*

*Nun verlässt du die Höhle oder den Raum – und stellst auf einmal fest, dass der Berg verschwunden ist! An seiner Stelle befindet sich nur noch ein sanft und schön geschwungener, mit Blumen oder Gras bewachsener Hügel, der sich zauberhaft in die Landschaft einfügt, ihr eine besondere Note und einen harmonischen Ausdruck verleiht.*

*Das Feuer lodert nach wie vor hell, aber nicht mehr so hoch, und das Wesen lächelt dir liebevoll zu.*

*„Was immer in dir und in deinem Leben losgelassen werden will, wirf es von nun an gleich ins Feuer, es steht dir jederzeit zur Verfügung", sagt es.*

*Du setzt dich nun an das Feuer und spürst seine immense Kraft.*

*„Alles, was dir begegnet, wird in diesem Feuer verändert und transformiert", erklärt dir das Wesen, „du brauchst seine Kraft nur zu nutzen. Wenn du willst, dann stell dich einmal selbst hinein." Und auf einmal, du weißt nicht, wie dir geschieht, entschließt du dich, dich tatsächlich mitten in das Feuer hineinzustellen. Es fühlt sich seidig an, gerade richtig für dich, warm oder kühl, und du hörst das tiefe Summen im Inneren der Flamme. Du lässt dich ganz von diesem Feuer einhüllen. Dein Körper scheint sich auf sehr angenehme Weise aufzulösen, er wird eins mit dem violetten oder orangefarbenen Feuer. Du verschmilzt ganz und gar mit den Flammen, fühlst dich, als wärest du das Feuer selbst. Du nimmst die immense Kraft wahr, die klare, reine Kraft der Reinigung und echten Transformation, der wirklichen Veränderung. Irgendwann verändern sich die Flammen, sie werden heller und heller, bis aus*

*dem Feuer eine strahlend weiße Lichtfontäne geworden ist. Lass das Licht in jede deiner Zellen sprühen, falls du deinen Körper noch wahrnimmst – falls nicht, dann verschmilz mit dem gleißenden, sprühenden, weißen Licht.*

*Nun bitte deinen Körper, sich in dieser Lichtfontäne zu manifestieren. Dazu verändert das Licht seine Frequenz, bekommt vielleicht eine Farbe oder verliert ein wenig von seinem überirdischen Gleißen, damit dein Körper die Energie überhaupt ertragen kann.*

*Immer deutlicher spürst du deinen Körper, fühlst, wie das Licht ihn durchströmt, wie er zu kribbeln beginnt, vielleicht zieht es auch an der ein oder anderen Stelle.*

*Überall da, wo du gern abnehmen möchtest, fließt besonders viel Licht – es heilt, reinigt und schenkt dir vollkommen neue Kraft, die du so noch nie zuvor gespürt hast.*

*Lass es mehr und mehr zu, erlaube dir immer mehr, zurückzutreten und die Dinge geschehen zu lassen.*

*Irgendwann hast du genug, und du verlässt die Flammen, doch du weißt, du kannst diese Kraft jederzeit dazu nutzen, dich von Altem, Überholtem zu befreien. Du brauchst diese Dinge nie wieder in deinen Fettzellen zu lagern, sondern kannst von nun an ohne all das Fett leben.*

# Der goldene Stern der Lichtnahrung

*Entspanne dich, atme tief durch, lehne dich zurück, und schließe die Augen. Stell dir bitte vor, in deiner Hand liegt ein kraftvoller goldener Stern. Er leuchtet und strahlt mehr als alles, was du bisher gesehen hast. Gleich spürst du, wie warm und angenehm sich das anfühlt. Jetzt beginnt auch deine Hand, golden zu leuchten.*

*Dieser Stern hat die Fähigkeit, dich zu sättigen, Fettzellen aufzulösen, sie zu durchlichten und ihnen genau die Informationen und die Nahrung zu geben, die sie brauchen, damit sie gesund, straff und sehr viel kleiner werden. Er sorgt dafür, dass dein Fett all die hier gebundenen Energien und Informationen leicht loslassen kann.*

*Halte nun den goldenen Lichtstern vor den Magen, und sieh, wie er mit all seiner nährenden Kraft in deinen Körper hineinströmt. Dieser Lichtstern erfüllt dich mit allem, was du brauchst, um dich satt und entspannt zu fühlen, ausgefüllt und voller Vertrauen.*

*Jetzt befindet sich der goldene Lichtstern in deinem Körper. Er füllt nun den Magen aus – vielleicht spürst du schon die Wärme. Er gibt dem Magen, was er braucht, damit der Hunger und die Suche nach Essen aufhören können, und erfüllt ihn mit Liebe und mit spiritueller Nahrung. Wenn dein Magen ganz satt, warm und golden ist, strahlt der Stern weiter.*

*Er strahlt weiter den Bauch hinunter in die Beine und*

*Füße, nach oben in das Herz, in die Schultern, die Arme und den Kopf. Überall wird dein Körper leicht, warm und golden, der Stern gibt dir überall neue Kraft und Energie. Jetzt lässt du den Stern dahin strahlen, wo du dich zu dick oder in deinem Körper nicht wohl fühlst.*

*Gleich fängt die goldene Kraft an, in die Fettzellen einzuströmen und sie zu nähren, ihnen genau die Kraft zu geben, die sie eigentlich brauchen, sie füllt den Mangel und die Leere aus und erweckt die Fettzelle aus ihrer Ohnmacht, ihrer Starre oder Angst, beruhigt sie oder regt sie an, je nachdem, was sie braucht. Es wird wärmer oder kühler, das hängt davon ab, was dir angenehmer ist.*

*Dein Körper wird heller und leichter, die Farben verändern sich, und du beginnst, dich satter und besser zu fühlen. Der Stern wird ein bisschen größer und heller, er strahlt jetzt mit voller Kraft. Das ist sehr angenehm. Du spürst, wie du dich noch mehr entspannst und immer ruhiger wirst, vielleicht wirst du müde, vielleicht aber auch ein bisschen wacher, je nachdem, was du benötigst.*

*Nun bitte den Stern, zu der Körperstelle zu strömen, die seine Nahrung am meisten braucht, auch wenn du selbst nicht genau weißt, welche Stelle das ist. Er strahlt jetzt in den Körperteil, in dem du am meisten Kraft brauchst, der am meisten im Mangel ist, der all das Fett dringend benötigt, um sich stabil und geschützt zu fühlen.*

*Kannst du spüren, wo das ist? Erlaube deinem Körper, den Stern zu rufen, und denke nicht darüber nach, ob der Stern auch an die richtige Stelle strahlt. Dein Körper weiß vielleicht besser als dein Verstand, was er braucht, denn um ihn geht es ja. Vielleicht braucht die Leber Kraft und Zuspruch, vielleicht gibt es im Gehirn einiges zurechtzurücken, du weißt nicht genau, was dir fehlt und warum du mehr essen musst, als du willst, warum dein Körper das Fett sammelt und mit sich herumschleppt. Dein Körper aber weiß es, und er ruft den Stern genau an die richtige Stelle, damit er mit Liebe und spiritueller Nahrung versorgt wird. Irgendwann ist dein ganzer Körper golden, gesättigt und warm. Jetzt kannst du den goldenen Stern entweder wieder loslassen oder im Körper behalten, je nachdem, was dir lieber ist.*

*Er steht dir jederzeit zur Verfügung, wenn du dich leer und ausgebrannt fühlst, wenn du Liebe oder eine andere Form von Nahrung benötigst – du brauchst ihn nur in dich einströmen zu lassen.*

# Loslassen, was nicht mehr zu dir passt

*Man muss nie verzweifeln,*
*wenn etwas verloren geht,*
*ein Mensch oder eine Freude oder ein Glück:*
*es kommt alles noch herrlicher wieder.*
*Was abfallen muss, fällt ab;*
*was zu uns gehört, bleibt bei uns, denn es*
*geht alles nach Gesetzen vor sich,*
*die größer als unsere Einsicht sind*
*und mit denen wir nur scheinbar*
*im Widerspruch stehen.*

*Rainer Maria Rilke (1875 – 1926)*

Kannst du dir vorstellen, dass es in deinem Leben einige Verhaltensweisen, Gedanken und Gefühle gibt, die einfach nicht mehr zu dir passen, die Energie binden und dich im Alten, längst Überlebten festhalten? Es sind meistens Gewohnheiten, die uns früher das Überleben gesichert haben, die aber jetzt eher hinderlich als unterstützend wirken. Eine dieser alten Gewohnheiten könnte sein, dass du dich viel zu lange in einer unbefriedigenden Situation aufhältst, anstatt sie zu verlassen und neuen Möglichkeiten zu erlauben, in dein Leben zu fließen. Oder du passt dich viel zu sehr an und sagst, was andere hören wollen, du bist zu nett und kannst nicht gut für dich sorgen, wenn andere Schwierigkeiten haben, weil du die

Bedürfnisse der anderen über deine eigenen stellst. Auch das kann dein Überleben gesichert haben, aber nun hilft es dir auf deinem Weg sicher nicht mehr weiter. Vielleicht hast du Angst vor Beziehungen, oder du sehnst dich so sehr nach einem Partner, dass es wehtut. Vielleicht verharrst du in einem ungeliebten Beruf und befürchtest, finanziell vollkommen abzustürzen, wenn du darüber nachdenkst, nach und nach loszulassen und dem Leben zu erlauben, dir etwas anderes, Besseres zu geben.

Und kannst du dir vorstellen, dass es sehr viel Energie kostet, diese alten Energien in dir aufrechtzuerhalten? Das Leben ist in Wahrheit ein wundervoller Fluss, der dich zu immer neuen Ufern und Erfahrungen führen will. Wenn wir ängstlich in einer Habtachtstellung verharren, dann kostet das sehr viel Kraft, denn wir klammern uns am Ufer fest und erlauben uns nicht, ganz leicht mit dem Leben zu fließen. Auch um diese Kraft aufbringen zu können und deine Unzufriedenheit mit der alten Situation auszuhalten, isst du vielleicht mehr, als dir gut tut. Deshalb ist es wichtig, wenn du abnehmen willst, dass du verstehst, welchen Sinn das Zu-viel-Essen in deinem Leben hat. Du findest hier zwei Meditationen, die dir dabei helfen wollen, Neuland zu entdecken und dein altes Ich hinter dir zu lassen oder zu verwandeln. Die erste bezieht sich auf dein Leben im Allgemeinen, die zweite auf deine Persönlichkeit und das Selbstbild, das du mit dir herumschleppst. Außerdem zeige ich dir eine Technik aus der Krankengymnastik, mit der du lernen kannst, auch in schwierigen Situationen ein bisschen Leichtigkeit zuzulassen. Denn was dem Körper hilft, dient auch der Seele und dem Geist.

# Der fliegende Teppich

*Wie zu Beginn jeder Meditation machst du es dir bequem, entspannst dich, so gut du es im Moment eben kannst, legst dir schöne Musik auf, zündest eine Kerze an und nimmst dir eine Auszeit. Nimm die Zeit, die du für dich selbst aufbringst, ernst, denn diese Zeit ist es, die dir Raum für dein neues Leben schafft.*

*Nun stell dir bitte einen Teppich vor, er liegt auf einer Wiese oder irgendwo in freier Natur. Der Teppich ist so groß, dass du dich bequem daraufsetzen kannst. Er ist wundervoll weich und kuschelig, vielleicht ist es ein echter orientalischer Teppich, der aussieht wie aus Tausendundeiner Nacht, oder es ist ein weicher Flokati oder ein moderner Designerteppich – er ist genau so, wie du es liebst.*

*Nun setz dich bitte auf den Teppich, und sag das Zauberwort – das steht für die Energie, die du von nun an in deinem Leben verwirklicht haben willst. Das kann „Freiheit" sein oder „Leichtigkeit", „Schönheit" oder „Liebe", „Erfüllung" oder „Zufriedenheit". Was auch immer du verwirklichen möchtest, deine Absicht ist die Landkarte, ist der Wegweiser für deine Reise. So nimm dir Zeit, zu spüren, was du wirklich willst, denn nur wenn deine Absicht ganz klar ist, wirkt das Zauberwort.*

*Sobald du das Wort ausgesprochen hast, spürst du ein Ruckeln im Teppich – er will sich erheben und dich in das Land deiner Sehnsucht bringen.*

*Nun bemerkst du, dass sich um dich herum alles Mögliche auf dem Teppich stapelt. Das können Bilder von alten Beziehungen oder von Familienmitgliedern sein, vielleicht zerbrochenes Geschirr oder ein Symbol für das, was dich belastet, vielleicht sind es Steine oder eine schwarze, schwere Kugel, ein mittelalterliches Instrument oder ein Joch, vielleicht eine Eisenkugel oder hauchdünne Spinnweben, die zwar nicht schwer sind, dich aber fest mit dem Boden verweben.*
*Schau dir genau an, was dich schwer macht und dich vom Land deiner Sehnsucht trennt – und schau, ob du bereit bist, die Last hinter dir zu lassen. Du brauchst nicht genau zu wissen, wie du das tun kannst, deine Bereitschaft genügt. Vielleicht sind es bestimmte Personen, die dich behindern, dann verneige dich vor ihnen und verabschiede dich. Sie dürfen weiterhin eine wichtige Rolle in deinem Leben spielen, aber sie dürfen dich nicht hindern, deinen Weg zu gehen. Wenn es eine Arbeitsstelle ist, dann danke ihr für die Sicherheit, die sie dir geboten hat – und mach dich bereit, sie hinter dir zu lassen. Du brauchst deshalb nicht gleich in Gedanken zu kündigen, vielleicht will sie sich nur verändern. Alles, was für dich gut und richtig ist, wird dir im Land deiner Sehnsucht in neuer Form wieder begegnen, so hab keine Scheu, dich wirklich zu verabschieden. Nur das, was du nicht mehr brauchst, was dich behindert, wird dich verlassen, alles, was gut und lebendig ist, bleibt.*
*Es kann sein, dass nun Trauer, Wut, Angst oder andere Gefühle in dir auftauchen, lass sie bitte einfach zu, sie sind es, denen du bislang aus dem Weg gehen*

*wolltest. Wenn du bereit bist, alles nicht mehr Stimmige hinter dir zu lassen, werden auch die Gefühle frei, die damit verbunden sind. Lass sie zu, du brauchst sie weder zu verstehen noch zu analysieren, fühle sie und lass sie durch dich hindurchfließen, soweit dir das heute möglich ist. Wenn du willst und es kannst, dann wirf alles, was dich belastet, vom Teppich hinunter. Vielleicht hat es nie wirklich zu dir gehört. Einiges kannst du vielleicht nicht hinunterwerfen, obwohl du es nicht mehr in deinem Leben haben willst, dann ist es noch nicht ganz die richtige Zeit.*

*Und noch während du damit beschäftigt bist, auszusortieren, bemerkst du, dass sich der Teppich unmerklich zu heben beginnt. Leichter und leichter schwebt er empor, und je höher du steigst, desto einfacher ist es, auch noch die letzten beschwerlichen Dinge vom Teppich zu stoßen. Ganz sachte steigt er immer höher, gewinnt an Fahrt und nimmt Kurs auf das Land der Verheißung, auf das Land, in dem du all das verwirklichen kannst, was dir im Moment wichtig ist.*

*Vielleicht spürst du nun all das Fett, das du nicht mehr haben willst, vielleicht ist es wie eine schwere Last oder wie ein Taucheranzug, zieh ihn aus, soweit dir das möglich ist, und wirf ihn hinunter. Vielleicht trägst du noch immer deinen Ehering oder dein Hochzeitskleid, obwohl du schon längst geschieden bist, dann zieh es aus, und wirf es ab.*

*Tu einfach alles, was sich gut anfühlt, die Reise kann jedes Mal sehr unterschiedlich sein, tu, was nötig ist und was sich dir anbietet. Vielleicht begleitet dich ein Schutzengel, oder du wirst auf einmal so leicht, dass du selbst neben dem Teppich herfliegen kannst, vielleicht nimmst du auch einiges Schwere mit, spürst aber, dass es im Moment noch in Ordnung ist. Höher und lichter wird deine Energie, du entspannst dich, und der Teppich trägt dich sicher und stabil durch die Lüfte. Du legst dich hin und schläfst ein wenig, träumst dich hinein in die Erfüllung deiner Absichten, spürst, wie sich das Land, in das er dich tragen soll, anfühlt. Leicht wie eine Feder schwebt der Teppich über verschiedene Landschaften, vielleicht über einen Fluss, eine Wüste oder ein Meer. Irgendwann erwachst du und schaust dich um – noch immer schwebst du hoch über dem Land, doch nun beginnt der Teppich, sich leicht abzusenken, sachte und wie von selbst beginnt er mit dem Landeanflug.*

*Du schaust nach unten – unter dir liegt das bezauberndste Land, das du dir nur vorstellen kannst. Es ist noch viel schöner, als du es dir erträumt hast, vielleicht fühlt es sich vertraut an, vielleicht aber auch vollkommen fremd. Das ist das Land deiner neuen Möglichkeiten, spürst du, und unbändige Freude beginnt in dir aufzusteigen. Nun landet der Teppich, und du stehst auf. Behutsam setzt du den Fuß auf den Boden – du weißt, hier warten ganz neue Erfahrungen auf dich, hier hast du die Möglichkeit, völlig neu zu beginnen. Schau an dir herunter, vielleicht siehst du nun selbst ganz anders aus. Du verlässt den Teppich und gehst hinein in dieses neue Leben, öffnest dich für neue Gelegenheiten und Erlebnisse, für einen ganz anderen Selbstausdruck. Alles, was wichtig ist in deinem Leben, begegnet dir hier wieder – aber alles, was du nicht*

*mehr brauchst, hast du nun endgültig hinter dir gelassen.*
*Willkommen im Land deiner eigenen unbegrenzten neuen Wege!*
*Selbstverständlich steht dir der Teppich auch weiterhin zur Verfügung, er ist immer bereit, dich in neue innere und äußere Länder zu führen.*

# Die Kraft des Wassers

(Diese Meditation findest du auch in dem Buch: „Channel werden für die Lichtsprache“, bitte nutze diese intensive Kraft der Transformation.)

*Setz oder leg dich bequem hin, schließe die Augen, leg vielleicht ein bisschen Entspannungsmusik auf, und erlaube dir, zu träumen. Sinke immer tiefer hinein in deinen inneren Raum des Friedens und der Harmonie, hinein in den Raum, der unangetastet bleibt von oberflächlichen Energiezuständen. Du brauchst nicht zu wissen, wie das funktioniert und wo dieser Raum ist, erlaube dir einfach, hineinzusinken.*

*Du träumst ein bisschen, siehst einen Wald, hohe Bäume, Farne, Blumenteppiche und zartgrüne Lichtungen. Ein kleiner Weg windet sich durch den Wald, fast sieht es aus wie im Märchen. In der Ferne hörst du ein Plätschern und Glucksen, und die Luft wird sehr belebend und frisch. Der Wald wird ein wenig dichter, dunkelgrün, moosige Felsen tauchen am Wegesrand auf, und die Luft wird feucht. Du atmest tief durch, fühlst dich jetzt schon sehr viel freier und reiner als noch vor wenigen Minuten. Nun ist das Plätschern ganz nah, es ist zu einem Rauschen angewachsen. Der Wald öffnet sich zu einer Lichtung … vor dir taucht der klarste Wasserfall auf, den du je gesehen hast. Wie ein Schleier aus funkelnden Kristallen strömt er über moosbewachsene*

*Steine. Ein riesiger Fels teilt ihn in zwei Hälften. Unerschütterlich steht er da, während das Wasser in ein kleines Becken hineinströmt und sprudelt. Eine Trauerweide neigt sich über das Wasser. Du setzt dich, lehnst dich vielleicht an den Stamm des Baumes und lässt dich vom Tanz der Elemente in Bann ziehen. Das Wasser strömt in immer neuen Formen und Farben über den Felsen, je nachdem, wie sich das stärker werdende Licht der Sonne darin verfängt. Es versprüht seine Gischt und nährt damit das Moos auf den Felsen. Das Zusammenspiel von Wasser, Licht, Erde und Luft ist so harmonisch, dass du dich noch tiefer entspannst.*

*Du schaust dich ein wenig um – und entdeckst auf einer Lichtung ein Lagerfeuer. Du konntest das Prasseln des Feuers nicht hören, weil der Wasserfall so laut rauscht, aber jetzt zieht es dich an. Du gehst zu dem Feuer hinüber und setzt dich, lehnst dich an einen Baum und ruhst dich aus. Du spürst jetzt, wie erschöpft du bist, wie viel du für dich, aber vielleicht auch für andere trägst, und du genießt diesen Moment der Ruhe.*

*Auf einmal erscheint eine Wesenheit, der Hüter oder die Hüterin des Feuers naht. „Was ist dein Begehr?“, fragt sie, und du weißt zwar nicht, was sie meint, aber auf einmal kommt es dir so vor, als könnte sie dir all die schweren Lasten abnehmen. Noch bevor du es ausgesprochen hast, spürst du deine Bürden und dein Fett wie einen schweren Mantel, wie einen Umhang, einen Taucheranzug oder wie einen Rucksack. „Wenn du wirklich bereit bist, die Schwere loszulassen, dann zieh sie aus, und gib sie mir“, hörst du die Wesenheit sagen, aber es ist eher wie ein Gedanke, den du wahrnimmst. Du überlegst und triffst eine Entscheidung. Ja, du bist bereit, all das, was dich schwer sein lässt, hinter dir zu lassen, denn du weißt, es ist nicht im Sinne der Schöpfung, dich zu quälen, sondern das Leben ist ein freudiger Tanz der Möglichkeiten. Du nimmst also den Rucksack ab, befreist dich von dem Umhang oder dem Mantel und gibst ihn der Wesenheit. Sie wirft magische Kräuter ins Feuer, und das Feuer lodert auf einmal violett auf, die Flammen schlagen sehr hoch, und du spürst eine wahrhaft schicksalhafte Kraft.*

*Hier verändert sich wirklich etwas, das spürst du sehr deutlich. Die Wesenheit wirft nun deinen Mantel, den Rucksack oder den Umhang ins Feuer. Große Erleichterung durchströmt dich, aber vielleicht wirst du auch traurig oder bekommst gar Schuldgefühle, denn dass du all diese Lasten getragen hast, hatte einen Grund, einen tieferen Sinn, der sich nun mit auflöst. Helle Funken sprühen zum Himmel, wenn die Last verbrennt, und du bekommst die Energie, die in dem Rucksack oder dem Umhang gebunden war, als reine Lebenskraft zurück – sie strömt in dich ein und füllt die Stellen auf, die sich nun leer anfühlen.*

*Auf einmal scheint es eine gute Idee zu sein, die Kleidung auszuziehen und dich unter dem Wasserfall zu erfrischen und zu reinigen. Du legst dein Kleiderbündel an den Rand des Beckens und tauchst einen Fuß in das Wasser. Es hat genau die richtige Temperatur, genau so, wie du es jetzt brauchst. Du steigst in das*

*Becken hinein und hältst vorsichtig einen Arm unter das strömende Wasser. Es prasselt auf dich herab, dein Arm beginnt sofort zu kribbeln und sich lebendig anzufühlen. Du stellst dich ganz darunter und spürst, dass dieses Wasser etwas ganz Besonderes ist. „Es ist programmiert", hörst du eine Stimme im Kopf sagen, du schaust dich um und siehst die Hüterin, den Hüter des Feuers am Rande des Beckens stehen. Die Wesenheit lacht und winkt dir zu. Du kannst vor deinem inneren Auge sehen, wie wunderschön die Wassermoleküle angeordnet sind, sie sehen aus wie glitzernde Schneeflocken – im Wasser ist die Information „Liebe" gespeichert. Du erinnerst dich daran, dass du schon einmal gehört hast, dass man Wasser programmieren kann, und spürst plötzlich, wie sich dein Körper verändert. Der Wasserfall beginnt, auch das Wasser in deinem eigenen Körper zu verändern, und die Informationen, die im Wasser des Wasserfalls gespeichert sind, übertragen sich nun in deine Zellen. Liebe, Frische, Reinheit, Lebendigkeit und Klarheit strömen in dich ein und verankern sich in deinem körpereigenen Wasser. Du spürst ganz deutlich, wie dein Körper reagiert, und je länger das Wasser über dich hinwegströmt und dich reinigt, desto klarer und harmonischer ordnen sich die Wassermoleküle in deinem Inneren an. Wenn du willst, dann kannst du den Prozess unterstützen. Welche Informationen willst du in dir tragen: Freiheit? Leichtigkeit, Sicherheit, Stabilität, Freude? Egal, womit du das Wasser in dir programmieren möchtest, jetzt ist die ideale Zeit und hier der ideale Ort, das zu tun. Was möchtest du verwirklichen? Womit willst du dich selbst aufladen? Welche Qualitäten möchtest du in deinem Leben haben? Du spürst, wie dein Körper kribbelt, vitaler oder auch ruhiger wird, wie sich tatsächlich etwas in dir verändert – nicht nur in Gedanken, sondern körperlich spürbar.*

*Du bleibst so lange unter dem Wasserfall, bis du spürst, dass sich deine Wassermoleküle harmonisch ausgerichtet haben, soweit das heute möglich ist. Du kannst jederzeit wieder herkommen und dich von allem befreien, was du nicht mehr brauchst, und dich neu ausrichten.*

*Du steigst nun aus dem Becken, und die Wesenheit gibt dir ein Gewand. Dieses Gewand schützt dich, erklärt sie dir, es hält die Energie im Körper und legt sich wie eine sanfte Hülle um deine Aura, damit deine eigene Energie und Kraft bestehen bleiben, egal, was von außen an dich herangetragen wird. Wieder spürst du, dass du geschützt bist – dein Energiefeld verstärkt sich, und du nimmst es mit allen Sinnen wahr. Du dankst der Wesenheit und verlässt diesen wunderschönen Ort, doch du weißt, dass er dir jederzeit zur Verfügung steht. Vollkommen neu gestärkt und mit einem innerlichen Hochgefühl kommst du in den realen Raum zurück, doch du trägst die hohe, belebende Energie der Liebe körperlich verankert in dir, sie ist ein Teil von dir geworden und beginnt, in deinem Leben zu wirken.*

# Leichter und leichter

*In der Physiotherapie gibt es eine Methode, Verspannungen zu lösen, die wir sehr gut auch im alltäglichen Leben anwenden können. Wir als Therapeuten nehmen dem Patienten die Schwere seines verspannten Körperteils ab, indem wir ihn von außen in genau der Stellung fixieren, die sein Körper als Schonhaltung einnimmt (wir nehmen ihm also die Schwere ab, ohne seine Position zu verändern, ohne ihm eine andere Haltung aufzuzwingen. Angenommen, er hat eine Schulter vor Schmerz hochgezogen, dann halten wir den Arm so fest, dass sich die Schulter im hochgezogenen Zustand entspannen kann, nötigen ihn nicht, die Schonhaltung aufzugeben, sondern unterstützen ihn in dieser Position, holen ihn ab, wo er nun mal steht) – und dann bitten wir ihn, sich selbst folgende Frage zu stellen:*

*Wie kann es leichter sein?*

*Er braucht die Antwort nicht zu kennen, und er kann sie nicht kennen, wir stellen diese Frage nicht an den bewussten Verstand, sondern an die weisen Kräfte des Körpers. Wie kann es leichter sein? Wie geht es noch leichter? Und noch leichter? Es ist erstaunlich, wie rasch sich der Körper entspannt und neue Lösungen finden kann, wenn man ihn nur fragt und ihm für einen Moment die Schwere abnimmt, ohne ihn in eine andere Haltung zu zwingen.*

*Wenn du also das nächste Mal in einer für dich schwierigen Situation bist, dann erlaube dir, dich zu lassen, wie du bist, fühle deine Gefühle, gib dir selbst Halt in diesem inneren Zustand, indem du eben nicht versucht, ihn zu ändern, sondern ihn anerkennst und ihn einfach fühlst – und dann frage dich ganz ohne Absicht:*
*Wie kann es leichter sein? Und leichter? Und leichter?*
*Du versuchst nicht, dich zu manipulieren oder zu verändern, du redest dir weder deine Gefühle aus, noch versuchst du, geistige Kräfte einzusetzen, du fragst nur ganz nebenbei:*
*Wie kann es leichter sein?*
*Damit öffnest du den Raum für neue Lösungen und eine andere Art, mit den Dingen umzugehen, du erkennst deine Bedürfnisse und vertraust sie weiseren, klügeren Anteilen in dir an.*
*Erlaube nun, dass es tatsächlich leichter wird, dass du neue Eingebungen bekommst oder einfach ein bisschen Gelassenheit, ein bisschen Zuversicht, ein bisschen Mut. Du brauchst nicht zu wissen, woher diese Kräfte kommen, sie sind ein Geschenk deiner eigenen Heilkraft und Weisheit an dich.*

# *Deine Herzenswünsche*

*Rast. Gast sein einmal.*
*Nicht immer selbst seine Wünsche bewirten*
*mit kärglicher Kost.*
*Nicht immer feindlich nach allem fassen,*
*einmal sich alles geschehen lassen*
*und wissen: was geschieht, ist gut.*
*Rainer Maria Rilke (1875 – 1926)*

Kannst du dir vorstellen, dass du vielleicht wunderbare Schätze in deinen Fettzellen versteckt hältst? Dass sie wie Schatzkammern sind, wie innere Räume, in denen du all das speicherst, wovon du nicht weißt, wie du es in deinem Leben verwirklichen sollst? Die Schatztruhen deiner Wünsche, Hoffnungen, deiner Sehnsüchte, deiner Bestimmung und deiner tiefen Leidenschaft, die sich nichts als pures, reines Leben wünschen? Bestimmt musstest du als Kind sehr viele deiner Wünsche unterdrücken, Wege finden, mit ihnen und ihrer Nichterfüllung umzugehen, vielleicht bist du sehr enttäuscht oder traurig. Doch nun bist du erwachsen, du weißt, es gibt Kräfte, die dem Leben dienen und damit auch deine Herzenswünsche verwirklichen können, wenn sie mit deinem göttlich-seelischen Plan in Verbindung stehen (was Herzenswünsche immer tun). Deine Herzenswünsche sind der Wegweiser, den dir deine Seele gibt, und auf dem Weg der Erfüllung wird dir all das begegnen, was du dir anzuschauen und zu erfahren vorgenommen hast. Deshalb ist es sehr sinnvoll, diesen Wünschen Raum zu geben, die verborgenen Schätze zu heben und ihnen einen besseren Ort zuzuweisen, einen Ort, von dem aus sie ganz leicht und natürlich erfüllt werden können. Wie wäre es also, wenn wir erlaubten, dass sich deine Herzenswünsche aus den Fettzellen lösen und dahin zurückkehren, wohin sie gehören, nämlich ins Herz? Dann können die nun leeren Schatztruhen vielleicht ein bisschen kleiner werden und sich ganz leicht zurückziehen.

# Der Rhythmus deines Herzens

*Mach es dir ganz bequem, schließe die Augen, tauche ein in die unendlichen Weiten deines inneren Raumes, entspanne nach und nach alle Teile deines Körpers, besonders die Schultern, den Bauch und das Gesicht. Lass nun auch deine Beine, deine Füße los … tiefer und tiefer sinkst du hinein in dich selbst, in die Weiten deines Seins. Du lässt alles hinter dir, tauchst bis auf den Grund deines Seins – hier ist es weit, frei und licht. Du betrittst einen inneren Raum aus Licht, einen Raum, in dem du dich selbst spürst und doch nicht spürst, in dem du dich licht, frei grenzenlos und zugleich geborgen und geschützt fühlst.*

*Stell dir nun bitte vor, deine Herzenswünsche wären wie Perlen, wie kostbare, schimmernde Perlen oder funkelnde Edelsteine. Richte deine Aufmerksamkeit wieder auf deinen Körper, und nimm wahr, wo sich deine Herzenswünsche befinden – vielleicht sind sie überall verstreut, befinden sich im Kopf, im Bauch, in den Beinen … Vielleicht spürst du nun die Sehnsucht nach Erfüllung, oder du nimmst wahr, wie wenig diese Wünsche erfüllt wurden, vielleicht erkennst du auch, wie wenig du dich bislang getraut hast, deine Wünsche zuzulassen. Was immer in dir aufsteigt, lass es nun bitte zu, denn deine Herzenswünsche sind der Schlüssel zu deinem Seelenplan. Während du sie achtsam und aufmerksam in dir ausfindig machst, begin-*

*nen sie, dahin zu fließen, wo sie hingehören – in dein Herz. Nach und nach strömen alle Perlen oder Kristalle in dein Herz, bis es ganz mit deinen Herzenswünschen gefüllt ist. Dort ist genau der richtige Ort, dort sind sie gut aufgehoben. Nimm alles genau wahr, lass deine Gefühle zu – wenn du traurig wirst, ist es in Ordnung, es wird nun Zeit, diese Wünsche ernst zu nehmen und ihre Dringlichkeit zu fühlen. Vielleicht wunderst du dich über einige Wünsche, vielleicht scheinen einige, von denen du dachtest, sie wären wichtig, zu fehlen – sei sicher, die Perlen oder Kristalle, die hier ankommen, sind die Wünsche, die für dein Leben im Moment wesentlich sind und deren Erfüllung vielleicht schon lange ansteht.*

*Nun geh in Gedanken mit diesem vollen Herzen an einen weißen, traumhaft schönen Meeresstrand. Blau und türkis schimmert das Wasser, und du spürst eine unbändige Lust, hineinzugleiten. Delfine schwimmen fast bis ans Land und holen dich ab. Du gehst Schritt für Schritt in das wundervolle Wasser hinein, es reinigt dich, belebt und erfrischt dich, gibt dir neuen Lebensmut und Hoffnung. Die Delfine stupsen dich mit ihren Nasen an, du musst lachen, so lustig sind sie. Dann bedeuten sie dir, dich zu entspannen und dich von ihnen führen zu lassen, du brauchst dazu gar nichts zu tun, als es zu erlauben. Sie schwimmen unter dich und beginnen, dich zu tragen. Sie heben dich an die Oberfläche, ganz leicht und blitzschnell, du lässt alles los, gibst dich ihnen völlig hin, erlaubst dir, nichts mehr zu tun, und nimmst die Unterstützung der Del-*

*fine ganz und gar an. Tiefe Ruhe durchströmt dich, in genau der richtigen Geschwindigkeit durchpflügen die Tiere die Wellen, du brauchst nichts zu tun, du wirst getragen, du spürst, wie sich ein Glücksgefühl in dir auszubreiten beginnt, fühlst dich glücklich und frei.*
*In einiger Entfernung taucht nun eine Insel auf, sie schimmert grün in der Sonne. Die Delfine tragen dich zum Land, du trocknest dich ab und genießt die Wärme, die Freiheit, die Leichtigkeit ... Die Insel ist bewaldet, die Pflanzen sind wunderschön saftig und grün, so gesund und schön – selten hast du so eine schöne Landschaft erlebt ...*
*Du beginnst, die Gegend zu erkunden, und auf einmal siehst du ein Schimmern zwischen den Bäumen. Dein Herz beginnt, schneller zu schlagen, du erinnerst dich an etwas ... du gehst auf das Schimmern zu und erkennst nach und nach, dass es sich um eine goldene Kapelle handelt – ein wunderschöner, in der Sonne leuchtender, einladender Ort der Kraft und Stille. Während du darauf zugehst, erfassen dich die Stille und die Heiligkeit der Kapelle, beinahe ehrfürchtig gehst du dennoch weiter und spürst den Ernst und die Kraft, gleichzeitig die Leichtigkeit und Freude dieses Ortes.*
*Nun stehst du vor dem Eingang und spürst den unermesslichen goldenen Schimmer der Liebe, den diese Kapelle ausstrahlt. Du bist nicht sicher, ob du hineingehen darfst, doch das Strahlen und Leuchten zieht dich in seinen Bann. Du trittst also vorsichtig ein. Eine golden glänzende Gestalt, ein Engel vielleicht, begrüßt dich und heißt dich willkommen in der Kapelle deines Herzens. Die Welle der Liebe, die von diesem Wesen*

*ausgeht, erfasst dich ganz und gar und erleichtert dich so sehr, dass du auf einmal Vertrauen zum Leben fassen kannst. Du bekommst Hoffnung – vielleicht gibt es doch eine Möglichkeit, glücklich und zufrieden, in Erfüllung und Leichtigkeit zu leben?*
*Das Wesen führt dich zu einem wunderschön geschmückten Altar. Ein farbiger Lichtstrahl fällt auf die Mitte des Altars, mitten hinein in eine goldene Schale. Der Strahl vibriert und funkelt vor Lebendigkeit, wechselt die Farben und wirkt dabei so kraftvoll und lebendig, dass du lächelst oder gar auflachst. Am liebsten würdest du die Hand hineinhalten, und vielleicht tust du das sogar. Augenblicklich kribbelt deine Hand vor lauter Lebenskraft.*
*„Dies ist die Schale der Erfüllung", sagt das goldene Wesen, „sie wartet schon sehr lange auf deine Wünsche." Berührt holst du nach und nach die Edelsteine oder Perlen aus deinem Herzen und legst sie in die Schale hinein, vielleicht holst du sogar das ganze angefüllte Herz aus dir heraus und bettest es vorsichtig in die warm schimmernde Schale. Sobald das Licht auf deine Wünsche fällt, beginnen sie sich zu verändern – einige lösen sich sofort auf und steigen wie Kristallfunken in dem Lichtstrahl nach oben, das sind die Wünsche, deren Erfüllung nun ansteht. Einige andere bleiben gut aufgehoben und sicher in der Schale liegen, sie brauchen noch etwas Zeit, und auch das fühlt sich sehr gut und richtig an. Du weißt, hier ist genau der richtige Ort für deine Herzenswünsche, hier ist die Verbindung zur Führung deines Lebens, zum Seelenplan. Wenn du deine Wünsche in diese Schale legst, dann*

*werden sie genau zum richtigen Zeitpunkt und auf genau die richtige Weise erfüllt, so, wie es dir und deiner Erfüllung und Entfaltung dient. Von nun an, beschließt du, wirst du alle Herzenswünsche in diese Schale legen, sie nicht mehr in deinem Körper verstecken, um die Sehnsucht nicht zu spüren, sondern sie zulassen und auf ihre Erfüllung vertrauen, so, wie das im Sinne der Schöpfung richtig und sinnvoll ist.*

*Ruh dich nun aus, genieße das goldene Schimmern der Kapelle, und irgendwann, wenn du genug hast, holen dich die Delfine wieder ab und tragen dich an den Ort, von dem aus du in aller Ruhe mit deiner Aufmerksamkeit zurückkommen willst, sehr sanft und still … Du erinnerst dich an den Raum, in dem du liegst, nimmst deinen Körper wahr, besonders dein Herz – und spürst, dass sich etwas verändert hat, deine Herzenswünsche sind in sicheren Händen … Entspannt, gelassen und frei kannst du von nun an weitergehen und dich deiner irdischen Bestimmung widmen.*

# Entspannung und innere Ruhe

*Ich habe mich oft gefragt,*
*ob nicht gerade die Tage,*
*die wir gezwungen sind,*
*müßig zu sein,*
*diejenigen sind,*
*die wir in tiefster Tätigkeit verbringen?*
*Ob nicht unser Handeln*
*selbst, wenn es später kommt,*
*nur der letzte Nachklang einer großen Bewegung ist,*
*die in untätigen Tagen in uns geschieht?*
*Jedenfalls ist es sehr wichtig,*
*mit Vertrauen müßig zu sein,*
*mit Hingabe,*
*womöglich mit Freude.*

*Rainer Maria Rilke (1875 – 1926)*

Hast du manchmal das Gefühl, dass du nicht am Leben, sondern auf der Flucht bist? Läufst du vielleicht vor etwas weg, vor Einsamkeit, Armut, Leere, vor Trauer und Schmerz? Oder rennst du deinen Zielen hinterher, deinen Wünschen, Träumen und Ansprüchen? Wie wäre es, wenn du einmal stehen bliebest, dich umdrehtest und dir anschautest, was dich so antreibt? Denn im andau-

ernden Getriebensein liegt sehr viel innere Spannung verborgen, Spannung, die du vielleicht durch Essen im Zaum halten musst. So ist die Frage: Wer oder was treibt dich an, was hindert dich daran, dich im Hier und Jetzt zu entspannen? Was glaubst du erreichen zu müssen, um innerlich zur Ruhe zu kommen – was brauchst du, um jetzt und hier und heute in dir zu Hause zu sein? Ist es dein Perfektionismus, der dich umtreibt, dich nie zur Ruhe kommen lässt? Sind es deine überzogenen Vorstellungen, das alte „Ich bin sowieso nie gut genug"-Programm? Sind es überhaupt deine Vorstellungen oder wurde dir jahrelang eingeredet, wie du dich deiner Umwelt gegenüber zu verhalten hast? Oder trägst du diese Last für jemanden? Keine Sorge, ich will dich nicht überreden, dich so anzunehmen, wie du bist, und nichts mehr zu tun, keine Ziele mehr zu haben oder deine Wünsche nicht gelten zu lassen. Auch wenn in der Absichtslosigkeit das wahre Geheimnis von Erfüllung und Frieden liegt und auch wenn Wunschlosigkeit zu innerer Ruhe führt, wie Laotse sagt, so hast du im Moment Ziele, Wünsche und Vorstellungen, die verwirklicht werden wollen. Die möchte ich dir nicht ausreden.
Kannst du dir aber vorstellen, dass die Kraft, etwas zu ändern, im gegenwärtigen Augenblick liegt, und zwar nur hier? Jetzt, genau jetzt hast du die Möglichkeit, etwas zu tun oder zu lassen, um deinem Ziel ein Stück näher zu kommen. Und – das ist zwar sehr logisch, aber wir vergessen es doch andauernd – du hast nur jetzt die Möglichkeit, etwas zu ändern. Warum? Weil dieser Moment, dieses Gefühl von „jetzt", das Einzige ist, was du je erleben wirst. Wenn du an morgen denkst und dir

vornimmst, morgen mit einer Diät anzufangen, dann ist das ein wunderbarer Vorsatz, den du heute auch gar nicht auszuführen brauchst. Aber das Gefühl von „jetzt", das wirst du auch morgen haben. So geht es beim „Jetzt" nicht darum, alles auf der Stelle zu tun oder zu lassen, auch nicht darum, dich mit dem zufriedenzugeben, was gerade ist. Es geht darum, dich in die Gegenwart zu holen, in den Moment, in dem du tatsächlich etwas ändern kannst, in den Moment, in dem deine Kraft und Energie fließen, in dem du nahezu unermesslich kraftvoll sein könntest, wenn du nur mit deiner vollen Aufmerksamkeit anwesend wärst. So komm ins Hier und Jetzt, damit du von hier aus deine schlanke, erfüllte und glückliche Zukunft gestalten kannst.

# Die Zauberkraft des Atems

Diese Meditation ist sehr einfach, und doch erfordert sie sehr viel Übung:

*Atme.*
*Konzentriere dich nun auf deinen Atem,*
*auf nichts anderes.*
*Spür, wie der Atem in deinen Körper herein und wieder hinausströmt, tu sonst nichts, atme weder Licht ein noch irgendeine Last aus, atme einfach nur, ganz ohne Absicht.*
*Atme nur, weil du es sowieso tust, ohne jede Anstrengung. Lass dich nähren von der Lebensenergie, die du mit dem Atem aufnimmst – ganz automatisch, ohne es zu kontrollieren. Du kannst gar nicht anders, als Lebensenergie in dich aufzunehmen, wenn du bewusst atmest.*
*Dein Atem bringt dich jederzeit unweigerlich in den gegenwärtigen Moment, denn genau jetzt findet er statt. Dein Atem kann wie ein Anker in dem Hier und Jetzt sein, er holt dich augenblicklich zu dir selbst und auf die Erde.*
*Atme, und spüre dich, nimm dich wahr – einfach indem du deinem Atem folgst.*
*Stell dir nichts vor, versuche nichts loszulassen, atme einfach nur konzentriert, und schau, was mit dir geschieht. Alle Aufregung fällt auf einmal ganz von allein*

*ab, die Schwere, alles, was dich belastet, weil du im Jetzt ankommst. Wenn du essen willst, ohne Hunger zu haben – atme. Wenn du etwas brauchst, aber nicht genau weißt, was es sein könnte – atme. Wenn du unzufrieden bist, nicht weißt, wie du besser für dich selbst sorgen könntest, dann atme zunächst ein paar Minuten lang bewusst ein und aus. Komm bei dir selbst an – und schon bald spürst du die immense Kraft, die im Jetzt liegt. Von hier aus kannst du die Welt aus den Angeln heben,*
*aber eben nur von hier aus.*

# Die Kraft des „Ich bin"

*Wann immer du unruhig bist, dich nicht spürst, nimm dir ein paar Minuten Zeit, und beginne einen Satz mit den Worten „Ich bin …" Was bist du?*
*„Ich bin … müde, hungrig, unruhig, ganz verrückt nach Essen, wütend, unzufrieden, gefangen in meinen Gefühlen und Gedanken …"*
*Sprich es aus, nur so erkennst du dich und deine Gefühle an.*
*Dann geh weiter, beginne immer wieder einen Satz mit „Ich bin …"*
*„Ich bin …ruhiger, friedlich, in Wahrheit ganz anders, ich bin voller Kraft und Liebe …"*
*Denk dir bitte nichts aus – das sind keine Affirmationen –, sondern spüre, wie du dich selbst wahrnimmst. Affirmationen nutzt du, um dich selbst zu programmieren, in dieser Sprechmeditation geht es aber darum, dich selbst zu spüren. Sag, was dir einfällt, aber achte auf folgenden Stolperstein: „Ich bin … viel zu dick, unförmig, nicht liebenswert" kannst du natürlich auch sagen, wenn dir das einfällt, aber viel sinnvoller ist es, die Gefühle auszusprechen, die dahinterstecken. Statt „Ich bin viel zu dick" sagst du besser „Ich bin unglücklich über mein Gewicht", weil du mit diesem Satz viel näher bei dir und bei deiner eigentlichen Wahrheit bist.*
*Nimm deine Gedanken und Gefühle wahr, sprich einfach aus, was dir in den Sinn kommt – jeder Satz*

*ist eine Perle an der Kette, die dich letztlich zu dir, zu deiner Mitte führt.*
*Irgendwann kommst du in einen inneren Bereich, in dem du beginnst, dich anders wahrzunehmen: „Ich bin Liebe, ich bin frei, ich bin weit, ich bin Licht, ich bin Leichtigkeit, ich bin … das alles gar nicht."*
*Wenn die Identifikation mit dem verletzten Emotionalkörper aufhört, kannst du wieder klar sehen und bekommst die Kraft, die nötig ist, um das Essen liegen zu lassen, weil du spürst, dass du selbst so viel mehr als nur dein Appetit oder deine Gefühle bist.*
*Du bist dann in dir angekommen, und damit hast du wieder Handlungsfreiheit.*

Nun wird es Zeit, dass wir uns anschauen, wer oder was dich so antreibt. Wir erkennen, was dieser Teil braucht, und finden Wege, ihm die Unruhe zu nehmen. Meistens sind es Schmerz oder Angst, die sich hinter einer fordernden, harschen Maske verbergen.

# Dein innerer Antreiber
# oder:
# Endlich ausatmen

*Vielleicht legst du dich hin und machst es dir bequem, es kann aber auch sein, dass du so angespannt bist, dass du sofort beginnen möchtest. Wenn wir uns den inneren Antreiber anschauen, ist es schwierig, sich vorher zu entspannen. Wenn du also diese typische innere Unruhe spürst, dann versuche nicht, sie wegzuatmen oder sie loszuwerden. Im Gegenteil, erlaube ihr, voll und ganz da zu sein.*

*Stell dir bitte einen Keller, eine Art Verlies vor. Es wird wahrscheinlich düster und bedrohlich wirken, denn das ist es auch. Hier ist es nicht nett, hier blühen weder Blumen, noch singen kleine Vögelchen.*

*Auch die Sonne scheint hier nicht.*

*Nun geh in den Keller, nimm dir eine Fackel oder eine Taschenlampe mit, und trau dich, die steilen Stufen hinabzusteigen.*

*Bitte deinen Schutzengel, bei dir zu sein, und erlaube dir, ihn wirklich an deiner Seite oder hinter dir zu spüren. Nimm dir ein paar Augenblicke Zeit, dich für seine Präsenz zu öffnen.*

*Nun beginne, die Stufen zum Verlies hinabzusteigen. Nimm deine Gefühle wahr, es kann sein, dass es sich bedrohlich anfühlt – das ist es auch, aber dein Schutz-*

*engel ist bei dir. Du brauchst keine Angst zu haben, denn du schaust dir etwas an, was sowieso da ist. Es ist ein Teil, der dich unterschwellig antreibt und dich dadurch entmutigt, der das Fließen deiner Gefühle, deiner Liebe und des Lebens hemmt.*

*Tiefer und tiefer steigst du hinab in den Keller, nun ist es schon ziemlich dunkel. Auf einmal stehst du vor einer schweren Tür. Sie ist verschlossen, du weißt nicht, wie du sie öffnen kannst. Du weißt nicht einmal, ob du sie überhaupt öffnen willst. Dein Schutzengel gibt dir Kraft und spricht dir Mut zu. „Schau dir diesen Anteil an", sagt er, „hinter dieser Tür wartet sehr viel Liebe, Licht und Lebendigkeit auf dich."*

*Nimm dir ein paar Momente Zeit, um zu entscheiden, ob du bereit bist, die Tür zu öffnen. Du weißt nicht, was dich erwartet, du weißt nur, die innere Anspannung, das Getriebensein, der Selbsthass, die Angst, nicht gut genug zu sein, wabern von hier aus wie giftige Rauchschwaden in dein Bewusstsein, in deine Gefühle, deine Gedanken und in dein Leben.*

*Wenn du dich entschieden hast, ob du hineingehen willst oder nicht, dann bitte deinen Schutzengel um Unterstützung.*

*Falls du hineingehen magst, reicht dein Schutzengel dir nun einen Schlüssel, – wenn nicht, dann geleitet er dich die Stufen wieder hoch. Dann kommst du zu einer anderen, für dich besseren Zeit wieder.*

*Du nimmst den Schlüssel, er ist überraschend glänzend, golden und voller Leuchtkraft. Vorsichtig steckst du ihn ins Schloss und drehst ihn herum. Die schwere Tür lässt sich vielleicht nur mühsam öffnen, aber du*

*hast durch deine Entschiedenheit genug Kraft, sie aufzustoßen. Vielleicht schwingt sie auch, wie von Zauberhand bewegt, von ganz allein auf.*
*Nun schau hinein in das Verlies,*
*und nimm deine Gefühle wahr.*

Genau hier setzt möglicherweise eine Art von Lähmung ein, vielleicht möchtest du diese Meditation sogar abbrechen, denn jetzt erkennst du, was sich hinter der Unruhe verbirgt. Bleibst du bitte dennoch bei mir? Ich danke dir, du bist sehr mutig.

*Schau dich um – wie sieht es hier aus? Ist es dunkel und schmutzig oder etwa erstaunlich klar und hell? Befindest du dich wirklich in einem Verlies oder in einer geräumigen Höhle oder an einem vollkommen anderen Ort? Wie immer es hier aussieht, lass es einfach, wie es ist, und nimm es nur wahr, wundere dich nicht, es ist genau richtig, wie es ist. Du weißt nicht, wie es hier aussieht, denn du warst hier noch nicht, deshalb sind deine Vorstellungen, falls du welche hast, vielleicht nicht zutreffend. Erlaube dir, es wirklich nicht zu wissen, sondern ganz offen für dich selbst zu sein. Nun nimm dir Zeit, zu entdecken, ob sich jemand in dem Raum befindet. Möglicherweise triffst du hier den am meisten verletzten, beschämten und einsamen Teil deines Selbst.*
*In einer Ecke nimmst du eine Bewegung wahr – eine Gestalt, ein Wesen wird sichtbar. Aufgeregt und etwas ängstlich gehst du vorsichtig auf das Wesen zu – vielleicht erschrickst du nun.*

*Dein Schutzengel ist bei dir, wenn du diesem sehr verletzten, angsterfüllten, panischen oder sehr traurigen Wesen begegnest. Geh nun zu ihm hin, und schau es an. Lass dir Zeit, deine Gefühle wahrzunehmen, und geh achtsam und liebevoll mit dir und diesem Wesen um.*

*Es kann sein, dass du betroffen oder erschüttert bist, wenn du siehst, wer oder was sich im Keller deines Bewusstseins aufhält. Schau dir das Wesen genau an, ist es ein Kind, ein Erwachsener, eine Frau oder ein Mann? Ist es sehr dick oder fast am Verhungern, krank, liegt es in Ketten oder wie nimmst du es wahr? Vielleicht kennst du das Wesen auch, vielleicht bist du es als Kind, vielleicht ist es jemand, den du liebtest und der gestorben ist oder dich verlassen hat?*

*Es kann sein, dass du diesem Wesen gar nicht begegnen willst, weil es viele Spannungen und eine innere Unruhe verursacht. Du spürst nun sehr deutlich, welche Energie von ihm ausgeht und was es in deinem Leben bewirkt. Vielleicht spürst du tiefe Trauer darüber, niemals gut genug zu sein, immer irgendwie falsch, komisch oder schuldig zu sein, oder du schämst dich, weil dein Körper deiner Meinung nach nicht so ist, wie er sein sollte. Oder du erkennst, dass du dich im tiefsten Inneren wirklich nicht für liebenswert hältst, und spürst die Ohnmacht und die Hoffnungslosigkeit, niemals so sein zu können, wie du sein müsstest, damit du geliebt wirst.*

*Damit du geliebt wirst … Vom wem eigentlich? Während du dich dem Wesen näherst, beginnst du zu ahnen, um wessen Anerkennung, Liebe und Aufmerk-*

*samkeit du vergeblich gekämpft hast, du beginnst zu spüren, wer oder was dich in den Keller verbannt hat. Erlaube dem Wesen, dir seine Geschichte zu erzählen. Lass dir eine der vielen Situationen zeigen, die dazu geführt haben, dass es sich in diesen Keller zurückgezogen hat oder dass es dort angekettet worden ist.*

*Nun entsteht vor deinem inneren Auge ein Bild – du erinnerst dich an eine Begebenheit, die das Thema des verschüchterten Wesens beschreibt. Vielleicht hast du dir diese Situation schon sehr oft angeschaut, vielleicht erinnerst du dich aber auch ganz neu. Geh hinein in die Situation, nimm dich als Kind wahr, als der- oder diejenige, die verletzt und beschämt wurde, und betrachte die Situation so deutlich wie möglich. Spür die Gefühle des Kindes, das du damals warst, erlaube dir, wirklich zu fühlen, was du empfindest, erkläre es nicht, rechtfertige dich nicht, fühle es einfach. Das ist deine emotionale Wahrheit, und es spielt keine Rolle, ob deine Gefühle damals als angemessen erkannt wurden oder nicht. Sie waren angemessen, sonst hättest du dich nicht so gefühlt.*
*Fallen dir Sätze ein, Beschimpfungen, vielleicht das traurige Kopfschütteln deiner Eltern, mit dem sie dich ansahen? Gerade wenn Eltern „nur das Beste“ für ihre Kinder wollen, passiert es sehr leicht, dass sie verzweifeln, wenn das Kind nicht genau so ist, wie es ihrer Meinung nach sein sollte, damit sie erfolgreich, glücklich, gesund oder anerkannt sind. Diese Verzweiflung fühlt sich so echt an, dass du wirklich glaubst, du wärst ein hoffnungsloser Fall. Es ist genau dieser*

*hoffnungslose Fall, der hier im Kerker liegt, der Teil in dir, der vollkommen aufgegeben hat, der vielleicht sogar sterben will.*

*Bitte spür die Situation noch einmal, erkenne deine wahren Gefühle an – und nun betritt bitte als Erwachsener die Szene. Nimm das Kind in den Arm, sag ihm, dass es wundervoll und genau richtig ist, dass du es liebst und von nun an für es sorgst. Sag deinen Eltern oder wer auch immer dich beschämt, verurteilt, gestraft oder beschuldigt hat, dass sie mit ihrer Befürchtung, Strafe oder Beschuldigung unrecht hatten, nimm das Kind aus der Gefahrenzone, und versprich ihm, von nun an so für es zu sorgen, wie es das braucht. Vielleicht kuschelt sich das Kind nun in deinen Arm, oder es ist noch unsicher, vertraut dir noch nicht ganz. Lass ihm Zeit – dieses Kind ist es nicht gewöhnt, dass ihm jemand zuhört, dass es beschützt und geliebt wird. Es hat sich in seiner Einsamkeit eingerichtet und braucht deine Geduld und Fürsorge.*

*Nun nimmst du wieder das Wesen im Kerker wahr. Vielleicht hat es sich schon verändert, richtet sich auf und ist ein bisschen lebendiger geworden. Frag das Wesen, was es braucht, falls es bei Bewusstsein ist. Wenn es nicht ansprechbar ist, dann bitte deinen Schutzengel, dir zu sagen, was es braucht.*

*Nun wird es Zeit, sich um das Wesen zu kümmern. Du kennst seine Geschichte, du weißt, auf welche Weise es in diese Situation geraten ist, hol es nun bitte dort heraus. Falls du das nicht kannst, dann bitte deinen Schutzengel und alle guten Kräfte, die dafür zuständig sind, um Hilfe.*

*Nun schau, was geschieht, möglicherweise verändert sich der Raum, oder du trägst das Wesen aus seinem Verlies ins Licht, vielleicht braucht es zunächst Wärme, Liebe, etwas zu essen, oder es schleppt sehr viel Fett mit sich herum. Trag das Wesen in die Sonne, ins Warme – vielleicht gibt es einen Wasserfall, unter dem es sich reinigen kann, vielleicht schmilzt all das Fett in der Sonne, vielleicht löst es sich auch vollkommen auf.*
*Frag das Wesen, ob es überhaupt noch hier, auf der Erde, sein möchte, und wenn nicht, dann erlaube ihm, heimzukehren ins Reich der Seele, ins Licht.*
*Vielleicht ist es einfach Zeit, dass dieser Teil deinen Körper verlässt und ins lichte Reich deiner Seele zurückkehrt, sich in reines Bewusstsein oder Licht verwandelt, vielleicht sogar in einen Engel oder in eine kleine Elfe – in das, was es ursprünglich war, bevor es so verletzt und beschämt wurde. Es kann sein, dass dieses Wesen der liebevollste und lebendigste Anteil deines Selbst war und all die Scham und den Schmerz in sich gespeichert hat, damit du irgendwie weitermachen kannst.*
*Doch nun verwandelt es sich, wird erlöst und wird zu dem, was es ursprünglich war.*
*Von nun an steht dir seine Kraft in erlöster, freier Form zur Verfügung, egal, ob es in deinem Körper bleibt oder ins Reich deiner Seele zurückkehrt.*
*Komm nun mit deiner Aufmerksamkeit in den Raum zurück, in dem du dich befindest, und spüre, wie gut es sich anfühlt, wenn du die Verantwortung für dein inneres Kind zu tragen beginnst.*

# Dein Gesundheits-Coach

*Alles steht zum Besten mit dir, auch wenn schier alles zu misslingen scheint, solange du nur mit dir selber im Reinen bist. Umgekehrt stimmt nichts mit dir, selbst wenn es äußerlich gut zu gehen scheint, solange du nicht mit dir selber im Reinen bist.*

*Mahatma Gandhi, (1869 – 1948)*

Weißt du, dass es auch in dir unermessliche Heilkräfte gibt, die Tag und Nacht an dir arbeiten, deine Zellen erneuern, dich im Gleichgewicht halten, dich heilen, alles Alte, Verbrauchte aus dir hinausleiten und dir durch deine Bedürfnisse mitteilen, was du brauchst, um gesund und erfüllt zu leben? Natürlich weißt du das, denn nicht einmal die kleinste Wunde könnte heilen, wenn es keine Kraft in dir gäbe, die dafür sorgt, dass sich beispielsweise neue Zellen bilden. Diese Kraft könnten wir doch nutzen, um ein neues Essverhalten zu entwickeln, was hältst du denn davon? Wenn wir der Kraft erlauben, uns zu führen, wenn wir sie bewusst in unser Leben einladen und zugeben, dass unsere eigene Art zu essen nicht besonders förderlich für unsere Gesundheit und unser Aussehen ist, dann erleben wir vielleicht ein Wunder, wer weiß? Natürlich bitten wir nicht einfach irgendeine nebulöse Kraft, die wir weder spüren noch sehen können. Aber vielleicht gibt es in uns etwas, das besser als wir selbst weiß, was wir brauchen und das

uns die Kraft geben kann, das Essen stehen zu lassen, wenn wir gar nicht wirklich hungrig sind?
Mach dich also bereit, deinen Schlankheits-Coach zu treffen, einen vor Gesundheit sprühenden, lebendigen, mitfühlenden Teil deiner selbst!

# Dein persönlicher Schlankheits-Coach

*Mach es dir wie immer bequem, und stell dir eine Lichtsäule vor. Sie hat einen rötlich schimmernden Rand – wunderschön sieht das aus, rotgolden wie das Licht der untergehenden Sonne. Du entschließt dich, in die Lichtsäule hineinzutreten, durch das rotgoldene Licht hindurch. Du machst einen Schritt auf die Lichtsäule zu – und auf einmal, während du durch das rotgoldene Licht hindurchgehst, fällt alles Alte von dir ab, du streifst das Fett ab wie einen Taucheranzug, wie einen Schutzfilm, den du nicht mehr brauchst. Das rotgoldene Licht ist wie ein Filter, eine Schleuse, durch die du hindurchgehst und die dich reinigt. Strahlend und gereinigt trittst du nun ein in die Lichtsäule – sie sprüht vor Kraft und Leben. Sie ist größer, als du dachtest, eher wie ein sich immer weiter öffnender lichtvoller Raum. Du gehst immer weiter hinein, und auf einmal kommt dir der Gedanke, du könntest dich in dem nahezu unendlichen Raum zwischen den Atomen deines Körpers befinden. Du weißt nicht, woher du das auf einmal weißt, aber du spürst, dass es stimmt. Du befindest dich in dem Raum zwischen den Atomen und Molekülen deines Körpers, es sieht fast ein bisschen so aus wie im Weltraum, nur ist es sehr warm, hell und licht. Lebendige Stille herrscht hier, du spürst dich selbst*

*atmen, nimmst das Pulsieren deines Lebensrhythmus wahr, vibrierst vor Lebendigkeit und ruhst doch vollkommen in dir. Du entspannst dich immer mehr, du spürst die Fülle dieses Ortes, die unermessliche Kraft und Energie, die vibrierende Leichtigkeit deines eigenen Seins. Du lässt dich fallen, immer weiter hinein in die Schöpfung, in die Ordnung der göttlichen Kraft, in den unendlichen eigenen inneren Raum. Vielleicht hast du bislang gedacht, du wärst innerlich ganz voll und es gäbe keinen Platz mehr – doch jetzt spürst du, dass es einen nahezu unerschöpflichen Raum in dir gibt, in den du dich fallen lassen kannst, der dich trägt und in dem Frieden, Stille und Weite herrschen. Von irgendwoher vernimmstt du nun ein Summen, hörst einen wunderschönen Ton, der sanft auf- und abschwillt, eine Melodie – du nimmst Farben wahr, vielleicht Gerüche oder körperliche Empfindungen. Die Farben verdichten sich, bekommen Umrisse und du beginnst, eine Gestalt zu erkennen, einen Engel, einen Naturgeist, vielleicht dich selbst, vielleicht auch ein ganz anderes Wesen. Womöglich kennst du es sogar und hast es dir schon einmal vorgestellt oder in einem Film gesehen. Tiefes Vertrauen durchströmt dich, du weißt, dass dieses Wesen dafür sorgt, dass die göttliche Ordnung auch in dir und durch dich hindurch wirkt. Das Wesen ist in Wahrheit eine Kraft, die sich dir in einer für dich wahrnehmbaren Gestalt zeigt, und du nimmst es wie eine eigenständige Wesenheit wahr, der du vollkommen vertrauen kannst, die genau weiß, wie sie dich zu Erfüllung, Schönheit und Gesundheit führen kann.*
*Die Wesenheit vertritt die göttliche Ordnung auf höchs-*

*tem Niveau, wenn du dich ihm anvertraust, bekommst du einen ganz neuen Selbstausdruck, und es sorgt dann dafür, dass sich die göttliche Ordnung auf völlig neue Weise zeigt, dich wunderschön und gesund sein lässt. Die göttliche Ordnung wirkt immer, aber es liegt bei dir, in welcher Form sie sich zeigen darf. Das Wesen schaut dich nun mit sehr sanften, mitfühlenden Augen an, vielleicht wirkt es ein bisschen labil oder aber ganz stabil und erdverbunden.*

*„Ich bin deine Selbstheilungskraft", sagt es, „und wenn du es erlaubst, dann zeige ich dir, was dein Körper und deine Seele wirklich brauchen, dann führe ich dich zu Gesundheit und einem schlanken, lichtvollen körperlichen Ausdruck."*

*Du hörst in dich hinein und spürst, ob du bereit bist, dich dieser Kraft wahrhaft anzuvertrauen.*

*Die Kraft spürt es, und wenn es im Moment noch nicht die richtige Zeit ist, weil du noch einige Erfahrungen durchleben willst, dann kannst du zwar „Ja" sagen, aber die Kraft hört und reagiert auf dein „Nein". Du kannst also nicht wirklich frei entscheiden, ob du bereit bist, dich dieser Kraft hinzugeben, du kannst nur wahrnehmen, ob die Zeit reif ist.*

*Dann sag dem Wesen: „Ja, ich bin bereit", oder aber auch: „Nein, ich brauche noch einige Zeit, bis ich voll und ganz bewusst auf dich hören kann."*

*„Du weißt, wo du mich findest", antwortet das Wesen, „hier im unendlichen Raum deiner selbst, ich ordne und gestalte, und ich stehe dir und deinem Bewusstsein jederzeit zu Diensten."*

*Wenn du ja gesagt hast, dann zeigt sich dir nun eine*

*gut erkennbare Gestalt. Sie hat Zugang zu der Selbstheilungskraft, aber sie kann auch den Lichtraum verlassen und mit deinem Bewusstsein in die äußere Welt zurückkehren. Die Gestalt vermittelt von nun an zwischen deinen Selbstheilungskräften, welche die göttliche Ordnung in dir verwirklichen, und deinem normalen Bewusstsein, das manchmal noch ein wenig anders handeln möchte.*
*Diese Kraft, diese Gestalt steht dir von nun an mit ihrer Weisheit und ihrem Rat zur Seite, sie kann dir ganz konkret und genau sagen, was für dich gut ist und was nicht, sie führt dich, wenn du es zulässt, zu genau dem Gewicht, das für dich angemessen ist.*
*Sie gibt dir die Informationen und die Kraft, nur noch das zu essen, was dir gut tut – den Rest liegen zu lassen, dich zu bewegen, spazieren zu gehen, dich massieren zu lassen und dir genau die Lebensumstände zu erschaffen, die du brauchst, um gesund und erfüllt zu leben.*
*Werde bereit, wirklich ihrem Rat und ihrer Weisheit zu folgen –die Kraft dazu bekommst du aus dem Raum zwischen deinen Zellen, vom Ort der lebendigen Stille.*

*Zusammen mit dieser Kraft verlässt du nun den inneren Raum, trittst ganz bewusst durch die rotgoldene Wand der Lichtsäule und bist nun mit diesem Wesen, mit deinem Coach, in deinem Alltagsbewusstsein und in deinem Körper angekommen.*
*Ihr seid jetzt zu zweit – du kannst das Wesen jederzeit um Rat fragen und um Kraft und Hilfe bitten.*

Um diese Kraft noch zu unterstützen, erschaffen wir ein energetisches Umfeld, in dem du leicht und frei leben und in aller Ruhe schlanker und gesünder werden kannst. Jeder Körper hat einen sogenannten „setpoint“, ein ideales Gewicht, das er leicht halten kann und das sich gut anfühlt. Es ist ein natürlicher Zustand, in dem zu bleiben er bestrebt ist. Das ideale Gewicht ist nicht unbedingt das, welches du glaubst erreichen zu müssen, sondern das, welches deinem Körper am meisten dient.
Hier treten wir nun ein in das Energiefeld, in dem sich dieses für dich ideale Gewicht leicht verwirklichen lässt. Und wir lassen die Seelenanteile los, die sich auf Erden nicht mehr zu Hause fühlen, damit du sie nicht durch Essen in dir halten musst.

# Das Kraftfeld deines Idealgewichtes

*Wie immer machst du es dir bequem, nutzt eine Entspannungstechnik, um zur Ruhe zu kommen. Bitte den Teil in dir, der sich zu dick fühlt, der all das Fett mit sich herumschleppt, sich dir zu zeigen. Das ist der Teil in dir, der sehr verletzt und enttäuscht ist, keine Kraft mehr hat, nicht mehr kämpfen will und vielleicht sehr müde ist. Es kann sein, dass du eine Frau oder einen Mann siehst, vielleicht nur ein Gefühl wahrnimmst oder ein kleines Kind erkennst. Bitte frage diesen Teil in dir, ob er noch gern auf der Erde ist. Es gibt in uns Bereiche, die so verletzt und schwer sind, dass sie genug haben und nicht mehr hier sein wollen. Es ist nun Zeit, sie gehen zu lassen, sie brauchen sich nicht mehr mit letzter Kraft aufrecht zu halten. Sieh, wie verletzt dieser Teil ist und wodurch er es ausdrückt. Vielleicht sitzt der Seelenanteil in Form einer Frau, eines Mannes oder eines Kindes einfach in einer Ecke, oder du nimmst nur ein graues Energiefeld wahr. Vielleicht ist er unförmig dick, aber das muss nicht sein. Wenn du erkennst, dass dieser Teil nicht mehr auf der Erde sein will, dann schicke ihm bitte eine hell strahlende Lichtsäule, wie du sie schon kennst. Nun bitte einige Engel zu dir, die dafür zuständig sind, deine Seelenanteile achtsam und liebevoll in das Reich deiner Seele zurückzugeleiten. Bitte den verletzten Teil, mit dir zusammen in diese*

*Lichtsäule zu treten, damit er aufsteigen und mit dem Energiefeld deiner Seele verschmelzen kann. Vielleicht gibt es auch einen anderen, besseren Ort für diesen Teil in dir. Erlaube ihm, an den spirituellen Ort zu gehen, der jetzt genau richtig für ihn ist, die Engel führen ihn dahin, du brauchst nicht zu wissen, wo das ist. Sieh, wie der Teil in dir reagiert, ist er erleichtert, schaut er sich um? Und wie fühlst du dich selbst? Es ist sehr sinnvoll, die Anteile nach Hause zu schicken, die nicht mehr hier sein wollen, sie haben genug getragen oder ermöglicht. Es ist jetzt Zeit, sich auszuruhen.*

*Nun stell dich bitte selbst in diese Lichtsäule, und erlaube allen Energien in dir, die nicht mehr stimmig sind, die dir keinen guten Dienst mehr leisten, die verletzt sind und gehen wollen oder die einfach nicht mehr zu deinem Leben gehören, in der Lichtsäule aufzusteigen. Nimm dir bitte genug Zeit für diesen Prozess, und vertraue darauf, dass du geschützt und geführt bist. Und dann bitte die Seelenanteile, die sich jetzt inkarnieren wollen, die jetzt auf die Erde kommen möchten, zu dir. Du spürst, wie dich neue seelische Anteile zu durchströmen beginnen, vielleicht nimmst du Farben wahr, siehst Wesensanteile oder spürst einfach neue Kraft. Und nun bitte ein Energiefeld voll von Gesundheit und Schönheit zu dir. Das geht ganz einfach, bitte nur darum, dann kommt es von selbst. Es ist ein Energiefeld, das dich beschwingt, glücklich macht und erfüllt. Ein Energiefeld, in dem die Informationen fließen, die du brauchst, um dauerhaft und gesund abnehmen zu können. Spüre, wie die Kraft deine Zellen durchströmt und sie in das gesunde System, das du bist und aus dem du bestehst, einbindet. In diesem Energiefeld findest du alles, was du brauchst – es enthält alles, was nötig ist, damit du einem gesunden, schlanken und schönen Körper Ausdruck verleihen kannst. Vielleicht bringt es dir Energien mit, die du noch nicht kennst und von denen du noch nichts ahnst, sie werden sich in den nächsten Tagen zeigen, so wundere dich nicht – dieses neue Energiefeld wird alles zum Schwingen bringen, was einer anderen Frequenz entspricht. So kann es sein, dass dir in den nächsten Tagen einiges klar wird oder einiges in dir aufsteigt. Das ist ein Zeichen dafür, dass sich deine Energie hebt und du weiter aus dem Schmerz in das Feld der Liebe eintrittst. Bitte das Energiefeld von Gesundheit und Schönheit zu dir, aber lass es gleichzeitig frei, damit es sich so verwirklichen kann, wie es will. Geh davon aus, dass du noch nicht weißt, auf welche Weise sich das Feld auf der Erde manifestieren möchte, und dass du noch nicht weißt, wie es konkret aussieht. Lass also deine Vorstellungen davon los, und bitte das Energiefeld, so zu kommen, wie es dich wirklich erfüllt, egal, was du glaubst, wie es dich erfüllen sollte. Du kennst diese Frequenz nicht, du weißt nicht, was dich tatsächlich erfüllt und wie du dauerhaft abnehmen kannst. …Und selbst wenn du es zu wissen glaubst- lass es bitte los, damit es sich so verwirklichen kann, wie es richtig ist … Sei sicher, es wird besser als alles, was du dir ausdenken kannst.*

*Komm nun langsam in deiner Zeit zurück, bleib aber mit dem Wissen und dem Bewusstsein verbunden, aus dem heraus du gerade die Dinge erlebt hast. Wir erweitern unser Bewusstsein, indem wir nicht mehr von Ebene zu Ebene schweben, sondern auf allen Ebenen gleichzeitig bewusst anwesend sind.*

Wann immer du von nun an ein Bedürfnis hast, das du normalerweise mit Essen stillen würdest, setz oder stell dich in die Lichtsäule, und sage:

*Ich bitte das Universum oder die göttliche Ordnung* (oder die Lebensenergie, was dir am liebsten ist)*, mir genau das Energiefeld zu schicken, das ich jetzt brauche, das mein momentanes Bedürfnis ideal erfüllt. Ich bitte die göttliche Ordnung darum, mich wieder ins Gleichgewicht zu bringen und mein Bedürfnis* (eine Umarmung, Schlaf, was auch immer) *durch die richtige Energiefrequenz zu erfüllen.*

Erlaube dann, dass genau die Energie in dich einströmt, die du gerade brauchst, oder dass sich eine Gelegenheit ergibt, die dein Bedürfnis erfüllt. Durch diese innere Haltung bist du nicht länger abhängig davon, dass es sich auch im Außen verwirklicht. Wenn du dich zum Beispiel einsam fühlst und dich nach einer Umarmung sehnst, dann ist es natürlich wunderschön, wenn jemand da ist, den du darum bitten kannst, aber es ist genauso wunderbar, dich in die Lichtsäule zu setzen und darum zu bitten, dass genau die Nervenzellen, Synapsen und Gehirnteile angeregt werden, die auch bei einer Umarmung reagieren. Dann hast du das gleiche Gefühl – du bekommst, was du brauchst, und das innere Gleichgewicht richtet sich neu aus. Es ist so leicht, erfüllt zu sein, wenn wir die eigensinnige Idee aufgeben, dass wir wüssten, auf welche Weise es geschehen soll. Erlaube einfach, dass es geschieht, auf die Weise, die hier und jetzt angemessen ist und die dir zur Verfügung steht. Das Universum antwortet immer, wenn du es bittest, auf die Weise, die gerade möglich ist. Meistens ist die göttliche Antwort sowieso viel besser als das, was wir uns ausdenken …

# Die Urkraft deiner Wurzeln

*Wenn wir der Natur als Führerin folgen, werden wir niemals abirren.*

*Marcus Tullius Cicero (106 – 43 v. Chr.)*

Manchmal sind wir ein bisschen zu sehr angepasst, ein bisschen zu nett, zu freundlich und verständnisvoll, findest du nicht? Manchmal unterdrücken wir unsere Wildheit, trauen uns nicht, unsere Leidenschaft und Ekstase zu spüren oder gar zu zeigen – sei es beim Tanzen, beim Sex, in unseren Beziehungen oder auch bei der Arbeit. Manchmal scheint es, als fehlte uns ein bisschen wildes Blut, ein wenig Lebendigkeit und Begeisterung. Wir zeigen unser nettes, angepasstes Gesicht, sagen nicht wirklich, was wir wollen, und glauben nicht, dass das, was wir brauchen, in Fülle vorhanden ist. Wir verstecken uns in unseren selbst gebauten Käfigen, halten uns eine Maske vor das Gesicht und lächeln, als spielten wir eine Rolle in einem chinesischen Theaterstück. Irgendwie lassen wir nie wirklich los, zeigen nie unsere tatsächliche Kraft, halten immer ein bisschen was zurück – und dieses bisschen, das auch sehr viel mehr als nur ein bisschen sein kann, steckt in unserem Fett. Hier sitzt die Bremse, denn durch das Essen kontrollieren wir unsere urlebendigen Impulse, halten die Füße zusammen und das Sonntagskleid oder den guten Anzug sauber.

Natürlich werden wir durch Gewichtsverlust nicht automatisch wilder und freier, aber das Fett und auch das Essen halten uns in Schach, und damit bremsen wir uns aus. Eine Geo-Studie sagt Folgendes aus:
*„Mittlerweile ist bekannt, dass Fettgewebe wie mächtige endokrine Drüsen Wirkstoffe absondern, etwa Hormone. Diese beeinflussen den Organismus dahin gehend, dass sie ihr Hauptziel erreichen: speichern, wachsen und immer weiter speichern und wachsen. In diesem Mechanismus liegt vermutlich das Scheitern unzähliger Diäten und Verhaltenstherapien begründet, das Experten wie Patienten so ratlos werden lässt: Fettzellen manipulieren uns, sie kommunizieren mit dem Gehirn."*
(Magazin: GEO NR. 6/JUNI 1999, Interview: Hanina Luczak, zu lesen im Internet unter http://www.stopaging.de/presse/geo.htm)

Deshalb werden wir jetzt unsere Fettzellen der inneren Kraft überantworten, die gegensteuern kann – der natürlichen ursprünglichen Leidenschaft und Lebendigkeit. Außerdem werden wir in der zweiten Meditation noch einmal das Innere der Fettzellen erforschen, diesmal auf einer emotionalen Ebene.

# Die wilde Frau, der wilde Mann

*Entspanne dich auf eine Weise, die dir angenehm ist, schließe die Augen, und stell dir bitte eine wunderschöne und sehr prächtige Landschaft vor. Es ist Nacht, der Mond scheint, und die Sterne funkeln. Die Landschaft ist dir vertraut, und du fühlst dich sehr wohl an diesem magischen inneren Ort. Obwohl es dunkel ist, bist du in dieser Natur sicher und geborgen. Du erkennst einen wunderschön gewundenen Pfad, er ist dir sehr vertraut, schimmert im Mondlicht, und du beginnst, ihn entlangzugehen. Auf deinem Weg begegnen dir Rehe und andere Nachttiere, sie bleiben stehen, begrüßen dich und ziehen dann gelassen ihres Weges. Du gehst immer weiter, atmest den betörenden Duft der Nachtblumen ein, die sich weit geöffnet haben, und lauschst den besonderen Geräuschen der Nacht. Auf einmal kommst du an eine Lichtung, die du nicht kennst, obwohl dir die Landschaft vertraut ist. Hier steht ein kleines Häuschen, es sieht einladend aber auch ein wenig geheimnisvoll aus. Voller Vertrauen klopfst du an die niedrige Tür, denn du weißt, an diesem inneren Ort ist dir jedes Wesen und jede Energie wohlgesinnt. Die Tür schwingt auf, und du trittst langsam ein. Staunend bleibst du stehen – du befindest dich nun an einem wahrhaft magischen Ort. Es ist ein Ort, den du nicht kennst, er ist heilig und mystisch zugleich, voller Liebe und Kraft, aber auch voller gehüteter Geheimnisse und alten Wissens. Dein Herz schlägt schneller, du bist ein wenig aufgeregt, hier wartet etwas ganz Besonderes auf dich, das weißt du auf einmal. Aus dem Hintergrund tritt nun ein Wesen hervor, es ist ein sehr mystisches, kraftvolles Wesen. „Ich bin die wilde Frau (oder der wilde Mann)", sagt es, „und ich trage die Geheimnisse des Lebens und deines inneren Feuers in mir. Wenn du mich als gute Kraft anerkennst, dann diene ich dir, indem ich dich kraftvoll und stark sein lasse, voller Selbstvertrauen und in der Lage, dein Leben wahrhaftig zu meistern, weil du die Geheimnisse kennst. Ich schenke dir meine Kraft des Wissens um Lebendigkeit und Feuer, um Aufrichtigkeit und Entschiedenheit, ich schenke dir Mut und Tatkraft, die Fähigkeit der Geduld, damit du den Dingen ihren Lauf lassen kannst. Ich schenke dir Gelassenheit, Klarheit und die Fähigkeit, deinen Weg voller Selbstbestimmung auf der Erde zu gehen, damit du das, was du spürst und weißt, tatsächlich leben kannst. Aber ich brauche dafür deine Bereitschaft, mir ein Opfer zu bringen."*

*Du bist vielleicht nicht sicher, ob du ihr Angebot annehmen möchtest, und bittest die Gestalt, dir zu zeigen, was sie meint. Sie gibt dir einen kleinen Schluck eines Zaubertrankes, der in der Mitte des Raumes in einem riesigen Kessel kocht und dampft. Voller Vertrauen – denn obwohl das Wesen ehrfurchtgebietend aussieht, wirkt es doch stabil und ehrlich – nimmst du den Zaubertrank an und trinkst davon. Augenblicklich durchströmt dich die Kraft der Selbstbestimmung, du spürst, wie es ist, vollkommen in deiner Kraft zu sein*

*– wie es ist, dir selbst zu vertrauen und zu wissen, was du tief in dir weißt, und zu sagen, was du fühlst. Du spürst, wie es ist, ganz und gar heil zu sein, im Vollbesitz deiner geistigen, spirituellen und sexuellen Kräfte.*

*Du erkennst das Geheimnis des Lebens und des Sterbens, dein Bewusstsein öffnet sich für einen Moment, und du erkennst die Kraft deiner eigenen Sexualität, deines Feuers und deiner Leidenschaft, die sich der mystischen Gesetze der Natur bewusst ist und sie sich zunutze macht. Und du spürst, dass du diese Kraft unbedingt in deinem Leben wahrnehmen möchtest, weil sie genau das ist, was dir fehlt, um ganz zu werden. Du fragst das Zauberwesen, welches Opfer es von dir verlangt, und es wird sehr ernst.*

*„Ich verlange Papas braves Mädchen, Mamas braven Jungen", sagt das Wesen, und du weißt erst gar nicht, was es damit meint.*

*„Du kannst nicht mehr gehorsam sein, wenn du mir dienst und meine Kraft in Anspruch nimmst, du kannst es Papa oder Mama nicht recht machen und deine Urkraft nicht verleugnen. Ich verlange, dass du mir dieses kleine Mädchen, diesen kleinen Jungen gibst, dann bekommst du meine Kraft." Du zögerst vielleicht und weißt nicht, was du machen sollst, denn du möchtest bestimmt keinen Teil von dir opfern. Doch du spürst vielleicht auch, dass du bereit bist, dich aus der Rolle der braven Tochter, des netten Sohnes zu*

*lösen. Vielleicht bist du auch noch nicht bereit, dann verneige dich vor deiner inneren Urkraft, verabschiede dich, und komme zu einem anderen Zeitpunkt wieder. Bleibst du aber, so geschieht nun Folgendes: Auf einmal ist es, als zöge eine Gestalt an deinem Rock oder deinem Hosenbein. Du schaust dich erstaunt um – und da steht Papas liebes Mädchen, Mamas kleiner Sohn, genau so, wie dein Vater sich seine Tochter, deine Mutter sich ihren Sohn immer gewünscht hat. Vielleicht erkennst du jetzt erstaunt, wie du sein solltest, damit du wahrgenommen wirst. „Ich gehe gern mit", sagt das Kind und lächelt dich an. Und tatsächlich, du spürst, dass die beiden miteinander in Verbindung stehen, als kennten sie ein Geheimnis, das dir nicht zugänglich ist. Du nickst dem Kind zu, der wilde Mann, die wilde Frau streckt die Arme aus, und das Kind läuft zu ihm oder ihr.*

*Augenblicklich verwandelt sich das Mädchen und wird zu einem freien Naturgeist. Vielleicht ist sie eine Elfe, eine Fee, vielleicht ein Zwerg oder ein anderes Naturwesen. Sie lacht dich verschmitzt an, umarmt dann auch dich und verschwindet im hinteren Teil der Hütte, als wäre sie hier aufgewachsen.*

*„Das ist mein Kind", sagt das wilde Wesen, „das Kind der Naturkräfte, der Erde, es kennt alle Geheimnisse. Ich habe es dir zur Verfügung gestellt, damit du die Rollen spielen kannst, die du spielen wolltest. Nun bist du hier, um deine Kraft wieder in Empfang zu nehmen, und hiermit bekommst du sie."*

*Sieh nun, auf welche Weise du den Zaubertrank erhältst, vielleicht bekommst du einen weiteren Schluck, vielleicht fächelt dir das wilde Wesen etwas davon in die Aura, vielleicht strömt der Dampf in dich ein. Die Kraft des Zaubertrankes beginnt nun, dich auszufüllen – sie fließt in jede Zelle, in all deine Auraschichten, in den Emotionalkörper, in den Mentalkörper und füllt dich vollkommen aus. Besonders viel Kraft strömt in die Fettzellen, verändert sie, programmiert sie um, durchbricht den Code und gibt ihnen die Anweisung, von nun an ausschließlich der wilden Kraft zu dienen.*

*Dein Gehirn verändert sich so, dass dir das alte Wissen wieder zugänglich wird, auch wenn du jetzt noch gar nicht genau weißt, um welches Wissen es sich handelt. Du lässt dich durchströmen von der Energie der Naturkräfte und bekommst deine Selbstbestimmung zurück, die Herrschaft über dein Leben. Du wirst nun nie wieder etwas tun können, nur um es jemandem recht zu machen, ohne zu spüren, dass du gegen deine innere Wahrheit handelst – aber das willst du nun auch nicht mehr. Immer stärker durchströmt dich die Kraft der wilden Frau, des wilden Mannes, und vielleicht beginnst du zu lachen, es ist auf einmal alles so einfach und klar. Dein inneres Feuer darf brennen, das Leben darf durch dich fließen und wirken und in all seiner Schönheit und Wildheit durch dich sichtbar werden. Du erkennst, dass du den Rhythmen des Lebens vertrauen darfst, dass sie dir dienen, dich unterstützen und tragen …*

*Langsam kommst du mit deinem Bewusstsein zurück in deinen Körper und in den Raum, in dem du dich befindest. Zugleich bleibst du im Energiefeld der wilden inneren Kraft, du erweiterst dein Bewusstsein und dehnst deine Aufmerksamkeit immer weiter aus, bis du deinen Atem spürst und dich recken und strecken kannst.*

Deine Fettzellen sind nun angewiesen, sich nicht mehr um sich selbst zu kümmern, sondern in den Dienst des Lebens und deiner Bestimmung einzutreten. Um das zu unterstreichen, kannst du folgende Meditation ausprobieren. Du lernst den Eispalast kennen, den eingefrorenen Traum von Schönheit, Leben und Liebe, der vielleicht in deinen Fettzellen gespeichert ist.

# Der Eispalast

*Stell dir bitte vor, das Innere deiner Fettzellen sähe aus wie ein wunderschöner, großer Eispalast. Er ist zauberhaft, er glitzert und funkelt verführerisch und geheimnisvoll und macht den Einruck eines märchenhaften, beschützenden Ortes. Dort sind all deine Träume gespeichert, all die Vorstellungen von Liebe, Schönheit, erfüllter Sexualität, davon, wie es ist, glücklich und schlank zu sein, verführerisch, liebenswert, einfach ein wunderschönes Mädchen, ein selbstsicherer, begehrenswerter Mann.*

*In Wahrheit aber gibt es nur Kälte, nur blitzendes Eis und Schnee – und einen Zauberspiegel. Wenn du in diesen Spiegel schaust, dann siehst du dich völlig verzerrt, du erkennst nicht mehr, wie schön und wie liebenswert du bist. Du siehst dich nicht mehr mit den Augen der Liebe, sondern nur noch mit dem Blick des Schmerzes, du siehst nur noch das,*

*was dir an dir nicht gefällt.*

*Nun sieh dir deinen Eispalast bitte genau an, und schau, ob es ein oder gar mehrere kleine Kinder gibt, die sich hier aufhalten. Es kann sein, dass eines der anwesenden Kinder fast erfroren in der Ecke sitzt, ein anderes rennt vielleicht herum und versucht, sich zu wärmen – vielleicht steht eines wie gebannt vor dem riesigen Zauberspiegel und kommt nicht von dem entstellten Bild los, das dieser Spiegel ihm zeigt.*

*Vielleicht nimmst du ein Kind wahr, vielleicht sind es auch viele oder gar keins, aber du selbst bist plötzlich wie gebannt – schau einfach in aller Ruhe, was passiert, und erlaube dir, die Gefühle wahrzunehmen, die in dir aufsteigen.*
*Wenn du vor diesem Spiegel stehst, dann spürst du all den Selbsthass und die Verzweiflung darüber, dass du nicht schön, begehrenswert und schlank bist, sondern unförmig und einfach nicht liebenswert – egal, wie sehr du dich auch anstrengst. Ob das stimmt oder nicht, ist eine ganz andere Frage, dieser Zauberspiegel verzerrt dir den Blick.*
*Nun kommt ein Wesen auf dich zu, die Herrscherin oder der Herrscher dieses Eispalastes.*
*„Schau, wie hässlich du bist", sagt er oder sie mit klirrender, sehr vertrauter Stimme, „du wirst diesen Palast niemals verlassen dürfen, denn hier ist der einzige Ort, an dem du sicher bist. Aber hier bei mir, hier in all deinem Fett bist du geborgen und geschützt."*
*Und du weißt, dass das stimmt.*

*Dann schwingt der Herrscher, die Herrscherin seinen, ihren Zauberstab, und ein neuer Raum entsteht, noch glitzernder, größer und zauberhafter als zuvor. Jedes Mal, wenn du einen Traum hast, eine Hoffnung in dir erwacht, schwingt der Hüter des Palastes den Zauberstab und friert deinen Traum in diesem Eispalast ein. Dein eigenes inneres Licht macht ihn so schön, so strahlend und so verführerisch – es sind deine Träume, deine Hoffnungen, deine Lebendigkeit, deine zu Eis erstarrte Liebe.*

*Du schaust dich um, und erstaunt bemerkst du all die Schönheit, gleichzeitig aber spürst du auch den Schmerz, die Ohnmacht darüber, dass hier dein erfülltes Leben im wahrsten Sinne des Wortes auf Eis liegt.*
*Du schaust dich noch einmal im Zauberspiegel an, und auf einmal reift ein Gedanke in dir. Es kann natürlich sein, dass dein Körper hässlich, unförmig und unzumutbar ist – so, wie du es im Zauberspiegel wahrnimmst.*
*Es ist unwahrscheinlich, aber es kann sein.*
*Sei's drum. Das ist kein Grund,*
*sich hier zu verstecken.*
*Und auf einmal entscheidest du, dass du dennoch hinausgehst, in die Sonne, ins Licht, ins Leben. Hier sind deine erstarrten Träume, vielleicht musst du sie hinter dir lassen – das tut weh, ja, aber wenn du in diesem Eispalast bleibst, werden auch deine weiteren Träume und Hoffnungen in glitzernde Kristalle verwandelt.*
*So lass los, lass alles genau so, wie es ist – versuche nicht, etwas zu verändern oder zu transformieren, sondern geh.*

*Führe das Kind oder all die Kinder liebevoll aus dem Eispalast hinaus und sieh nach, ob sie vielleicht Splitter des Zauberspiegels in den Augen oder im Herzen haben. Entferne diese Splitter sorgfältig, falls sie nicht von allein schmelzen, nimm das Kind in den Arm, und führe es in die Sonne, auf eine Blumenwiese, ans Meer oder an einen anderen Ort, an dem es sich wohlfühlt.*

*Nun öffnet sich eine Kammer deines Herzens, eine Kammer, aus der reine, unverfälschte Liebe fließt. Diese Liebe beginnt nun, in den Eispalast hineinzuströmen – nach und nach schmelzen sowohl das Eis als auch der Zauberspiegel. Das kann ein bisschen dauern, je nachdem, wie groß der Eispalast ist … Erlaube dem Prozess einfach, stattzufinden, beschleunige ihn nicht, sondern lass ihn ganz von allein geschehen. Schau, in was sich der Eispalast verwandelt, wenn er zu schmelzen beginnt – vielleicht wird er ein Zauberreich, vielleicht ein wunderschöner Prinzessinnenpalast, vielleicht auch etwas ganz anderes, eine Schlittschuhbahn oder eine Kristallhöhle. All deine Hoffnungen, Wünsche und Träume werden frei und beginnen, wie Blütenblätter, Schmetterlinge oder Lichtfunken in dich einzuströmen, und du erinnerst dich auf einmal an das Leben, das du eigentlich führen wolltest.*

*Nun tritt dir das Zauberwesen, der Hüter, die Hüterin des Eispalastes entgegen. Das Wesen hat sich verwandelt und ist zu einer Lichtgestalt geworden. Das lichtvolle Wesen aus dem Eispalast verneigt sich vor dir und sagt:*
*„Ich habe deiner Erfahrung gern gedient, nun gebe ich dir deine Selbstbestimmung zurück.“*
*Es reicht dir ein Symbol, eine Energie, ein Licht, eine Farbe, ein Zeichen deiner Selbstbestimmung, deiner Schöpferkraft. Es ist, als habest du es ihr bewusst zur Aufbewahrung gegeben, als du entschiedest, in diesem Leben auf die Erde zu kommen, damit du die Erfahrung von Lähmung, Opfersein und innerer Starre*

*erleben konntest. Nun bekommst du die Selbstbestimmung zurück. Die Energie des Symbols strömt in dich ein. Das nun sehr lichtvolle Wesen hält dir nun noch einmal einen Spiegel vor.*

*Du schaust ein wenig unsicher hinein und siehst endlich deine Schönheit, das, was du wirklich bist und was dich ausmacht. Vielleicht siehst du aus wie du selbst, vielleicht spiegelt sich hier auch das machtvolle, lichtvolle geistige Wesen, der Engel, die Elfe, das Lichtwesen, das du in Wahrheit bist. Erstaunt bemerkst du, wie schön du in Wahrheit bist – und auf einmal spürst du, dass sich das Bild vertraut anfühlt. Du hast es immer gewusst, deshalb starrtest du so gebannt in den Zauberspiegel, du konntest es nicht fassen, weil du wusstest, dass das Bild verzerrt ist. Nun erkennst du dich wieder, und tiefe Glückseligkeit beginnt, dich zu durchströmen.*

*Wie auch immer dein Körper im Moment aussieht, hier erkennst du deine wahre Schönheit und Kraft. Bitte nun diese Kraft, auch in die Zellen zu strömen, dich auch körperlich ganz und gar auszufüllen, und versprich deinem Körper, von nun an alles zu unterlassen, was ihn daran hindert, dieses wunderschöne Bild zu verkörpern. Bitte das lichtvolle Wesen, das du selbst bist, um Kraft und Bereitschaft, die Dinge zu tun, die dazu dienen, es sichtbar werden zu lassen – sei es, dich anders zu ernähren, dich auf gesunde Weise zu bewegen oder was auch immer. Du weißt es in Wahrheit genau – hier und jetzt kannst du die Bereitschaft entwickeln, dich anders zu verhalten.*

*Bitte einfach um die Kraft aus deinem Inneren.*

*Dann komm in deiner Zeit zurück, aber bleibe in Gedanken und mit deinem Bewusstsein bei dem strahlend schönen Wesen, das du in Wahrheit bist – verpflichte dich ihr oder ihm, und erlaube ihm, sich auch im Außen, körperlich, zu zeigen. Wenn du dich bereit erklärst, ihm zu dienen und dem Lichtwesen, das du bist, auf allen Ebenen Ausdruck zu verschaffen, dann spürst du sehr rasch, welches Verhalten diesem Ziel dient und welches nicht – frag es von nun an einfach!*

# Deine wahre Natur

*Die Entwicklung der Liebe führt uns in die Erkenntnis der Einheit, nämlich der Wahrheit, dass jeder Einzelne und wir alle der einen großen Schöpfung angehören.*

*Edward Bach (1886 – 1936), englischer Arzt, Begründer der Bach-Blütentherapie*

Es ist beinahe nicht zu fassen, wie sehr wir als Kinder versuchen, die Last unserer Eltern und Geschwister zu tragen, damit die Familie möglichst stabil und ein sicherer Ort für uns bleibt oder wird. Was auch immer unsere Familie, die wir als Kinder so unabdingbar brauchen, gefährden könnte, nehmen wir auf unsere viel zu kleinen Schultern, und wir schleppen uns damit ab. Wir zerreißen uns, zerbrechen fast unter der Last, wir tragen alles, was nötig ist, damit unsere Familie so intakt und stabil sein kann, wie das nur möglich ist. Wir tun das aus Liebe und aus unserem eigenen tiefen Bedürfnis heraus, in einem sicheren Umfeld aufzuwachsen. Die Lasten deiner Vorväter, deiner Eltern und Geschwister auf deinen Schultern zu tragen war sicher sinnvoll, hilfreich und unvermeidbar. Aber jetzt wird es Zeit, sie abzulegen und sie dahin zurückzugeben, wohin sie gehören. Wenn du das Gefühl hast, dass du das nicht allein tun möchtest, dann hilft dir vielleicht eine systemische Familienaufstellung oder eine andere therapeutische Arbeit. Es ist immer ein Zeichen von Stärke und Selbstverantwortung, um Hilfe zu bitten, wenn man spürt, man kommt allein nicht weiter. Und weil das Universum keine Frage unbeantwortet lässt, wird Hilfe auf genau die richtige Art und Weise kommen, wenn du es erlaubst und zulassen kannst. Wenn du zu viel Last tragen musst, dann brauchst du vielleicht zusätzliches Körpergewicht, um diese Last auszuhalten. Deshalb ist es, wenn du leichter werden willst, sehr hilfreich, weniger zu tragen.

Schauen wir uns also an, ob und auf welche Weise du vielleicht versucht hast, dich selbst zu zerreißen oder das zu sein, was du glaubtest, sein zu müssen.

Erinnerst du dich an das Märchen von der kleinen Meerjungfrau? Sie gab ihre liebliche Stimme und ihren Fischschwanz auf, um an Land bei dem Prinzen leben zu können, den sie liebte. Sie ließ sich von der Meerhexe verzaubern und zahlte einen hohen Preis für ihre Liebe, sie gab ihr eigenes Wesen und ihre natürliche Umgebung auf, um dem Prinzen nah zu sein. Egal, welche Bedeutung das Märchen noch hat, wir schauen uns in der nachfolgenden Meditation an, ob und auf welche Weise wir selbst unseren Fischschwanz, der uns befähigt, sicher und gewandt im Meer unserer eigenen tiefen Gefühle zu schwimmen, aufgegeben haben, um für die, die wir lieben, an Land gehen zu können. Vielleicht verleugnest du deine wahren Gefühle, um zu gefallen, um nicht zu kompliziert oder empfindsam zu sein, um nicht in Gefahr zu geraten, weil du zu verletzlich sein könntest. Vielleicht hast du dir deinen eigenen Fischschwanz schon längst abgeschnitten oder in zwei Teile gespalten, um dir Beine daraus zu formen. Genau das ist es, was dich so verletzlich macht, denn du hast das Werkzeug, mit dem du deine Gefühle meistern kannst, aufgegeben. Du brauchst deinen Fischschwanz, um in deinen eigenen Tiefen heimisch zu sein – er dient dir, damit du dich geborgen und sicher weißt im Reich deiner Gefühle. Hier und heute bekommst du ihn zurück, wenn du das möchtest.

# Die kleine Meerjungfrau

(Natürlich gilt diese Meditation auch für Männer. Ich kenne die männliche Form von „Meerjungfrau“ nicht, deshalb verwende ich den neutraleren Begriff „Nixe“ – damit meine ich männliche und weibliche Meereswesen.)

*Wie immer entspannst du dich. Atme ruhig und gleichmäßig, komm in dir an ... Mach dich bereit, hinabzusteigen in das Reich deiner Gefühle, deiner fließenden, weichen und weiblichen Energien.*
*Du beginnst zu träumen, du träumst dich in eine Unterwasserlandschaft. Wie durch ein Wunder kannst du auch unter Wasser atmen. Tiefes Blau und kraftvolles Türkisgrün durchströmen dich augenblicklich, und es fällt dir sehr leicht, in deine eigene innere Tiefe hineinzutauchen. Die Sonne fällt in das Wasser und lässt es glitzern, gerade so, dass du dich sicher, geborgen und dabei wie schwerelos fühlen kannst. Dein Körper ist leicht und geschmeidig, frei wie vielleicht nie zuvor. Du lässt dich treiben, vorbei an wunderschönen bunten Korallen, an zauberhaften Seeanemonen, die sich in der Strömung wiegen. Du erkennst den Boden unter dir, in sanften Wellen breitet sich der weiße Sand vor dir aus. Du sinkst tiefer, ganz leicht, berührst den sandigen Grund und spürst die Festigkeit und Stabilität auch in dieser Landschaft. Wunderschöne Muscheln liegen*

*vor dir, sie schimmern in allen Farben und erinnern dich vielleicht an deine eigene Verletzlichkeit, daran, dass auch du wie diese Muscheln Schalen hast, die du viel zu fest zuklappst. Langsam, ohne dass es etwas zu tun gibt, öffnet sich die Muschel in dir, und du beginnst, ihr zartes Inneres zu spüren. Hier, in dieser fließenden, strömenden Landschaft, bist du sicher und willkommen. Du schwimmst achtsam weiter, lässt dich tragen, entspannst dich und spürst, wie vertraut sich dieses Fließen und Strömen des Wassers anfühlt. Du schwimmst um einen großen Felsen herum und begegnest dem zauberhaftesten Wesen, das du je gesehen hast. Es ist eine kleine Nixe, ein Kind noch. Du schaust die Nixe an, und irgendwie kommt sie dir vertraut vor, als sei sie ein lange vergessener Anteil deiner eigenen Kraft.*

*Nun schau sie dir bitte genauer an. Wie sieht sie aus? Kennt sie dich? Bemerkt sie dich überhaupt? Vielleicht möchtest du dich ihr achtsam nähern, so, dass sie nicht erschrickt. Was tut sie? Ist ihr Schwanz intakt? Es kann sein, dass du nun bemerkst, wie verletzt sie ist – vielleicht gibt es eine tiefe Narbe, vielleicht hält sie gar ein Messer in der Hand und versucht, sich den Fischschwanz abzuschneiden oder so zu zerteilen, dass sie damit mehr schlecht als recht an Land gehen könnte. Was immer sie tut, schwimme bitte zu ihr hin, und nimm ihr das Werkzeug aus der Hand, mit dem sie sich verletzt. Vielleicht sitzt sie einfach da und fühlt sich verloren, vielleicht spielt sie mit Fischen oder Muscheln … Schwimme zu ihr, und frage sie, was sie braucht. Wenn sie sich verletzt hat, was gut möglich ist, dann bitte augenblicklich den Unterwasserhilfstrupp zu dir, nimm sie auf den Arm, und überlasse sie den heilenden Kräften, die nun angeschwommen kommen – Delfine, erwachsene Nixen, Unterwasserengel, vielleicht auch Neptun, der Hüter der Meere. Während die Nixe versorgt wird, entsteht vor deinem inneren Auge eine Szene, die zeigt, wie die verletzte Nixe in diese Situation geraten ist und warum sie versucht hat, sich den Fischschwanz abzuschneiden oder anders zu sein, als sie ist. Vielleicht erkennst du auch, warum sie sich so allein fühlt. Du nimmst dich als Kind oder Jugendlichen wahr, erlaubst, dass sich eine Situation zeigt, die beschreibt, wie du auf die Idee gekommen bist, dass es hilfreich sein könnte, das Reich deiner Gefühle zu verlassen. Schau dir diese Situation genau an, und erkenne, an welchem Punkt du dich dafür entschieden hast, „an Land zu gehen", deine wahre Natur zu verleugnen, deine Hingabe und Verletzlichkeit, dein Mitgefühl und deine sanfte, allumfassende Einsicht in jene Welt hinter den Schleiern aufzugeben, um dich anzupassen, so zu sein, wie du sein solltest, pragmatischer, weniger empfindsam und für andere besser greifbar. Lass dich berühren von dem Kind, das mit großen Augen um sich blickt und erkennt, dass seine weiche, liebevolle, mitfühlende Kraft nicht anerkannt wird, dass sie stört und zurückgewiesen wird. Fühle die Beschämung, fühle, wie wenig das Kind versteht, was es scheinbar falsch macht, spüre, wie sehr es sich dennoch bemüht, sich den Erwartungen anzupassen. Du hattest als Kind keine Wahl, du musstest sein, wie du sein soll-*

*test, damit du versorgt wirst. Doch nun kannst du dir selbst geben, was du brauchst.*
*So geh bitte als Erwachsener in die Situation hinein, nimm das Kind in den Arm, und versprich ihm, von nun an für es zu sorgen. Hole das Kind aus der Situation heraus, sag ihm, dass es liebenswert und genau richtig ist, dass du es liebst, zeig ihm, wohin es gehört, führe es zurück in das Reich des Meeres. Wenn du erkennst, dass es eine Last für jemanden trägt, dann nimm ihm die Last vorsichtig aus den kleinen Händen, und gib sie entweder dahin zurück, wohin sie gehört, oder überantworte sie dem Schicksal.*
*Stell dir jetzt einen wundervollen Strand vor, geh mit dem Kind zu diesem Strand, und erlaube, dass Delfine oder erwachsene Nixen es abholen und es endlich willkommen heißen können. Alles, was es nun noch immer trägt, kann es getrost am Strand zurücklassen – die Schutzengel der jeweiligen Personen werden sich liebevoll darum kümmern. Das Kind muss nicht genau wissen, was es für wen trägt, es genügt, die Last am Strand abzulegen, damit diese dahin zurückkehrt, wo sie dienlich ist und hilft, das Schicksal des jeweiligen Menschen zu erfüllen.*
*Das Kind verwandelt sich nun zurück in die kleine Nixe, schwimmt glücklich und frei zu den anderen, findet seine Spielgefährten und seine ganz besondere Familie. Nimm die Freiheit und die Freude wahr, den Übermut und die Erleichterung, wenn die kleine Nixe endlich sein darf, was sie ist. Von hier aus, aus dem zarten und doch so kraftvollen Meer deiner Gefühle, sendet sie ihre ganz besondere Kraft in dein Leben.*

*Sie braucht das Meer nie wieder zu verlassen, es ist ihr Element, sie kennt sich hier aus und ist hier zu Hause. Wann immer ihre Verletzlichkeit und Zartheit zurückgewiesen werden, schick sie in die Arme ihrer Meerfamilie, bitte die erwachsenen Nixen, auf sie aufzupassen, und überantworte deine kleine Meerjungfrau von nun an Neptun, dem Hüter und Vater der Meere.*

*Komm nun langsam zurück in den Raum, in dem du dich befindest, und spüre das Fließen in dir, die Erleichterung, dass dieser so liebevolle und fühlende Teil deiner selbst gesund und heil werden darf, Raum bekommt, anerkannt wird und sich von nun an in aller Sicherheit zeigen darf.*

Ein anderer Körperteil, der den Schmerz und die innere Zerrissenheit trägt, ist möglicherweise das Herz. So lass uns anschauen, wo und wie wir im Herzen heilen dürfen, damit wir nicht all den Schmerz mit Unmengen von Schokolade oder was auch immer in Schach halten müssen.

# Das zerrissene Herz

*Mach es dir ganz bequem, schließe die Augen, tauche ein in die unendlichen Weiten deines inneren Raumes, und entspanne nach und nach alle Teile deines Körpers, besonders die Schultern, den Bauch und das Gesicht. Lass nun auch deine Beine, deine Füße los – tiefer und tiefer sinkst du hinein in dich selbst, in die Weiten deines Seins.*

*Nun bitte dein Herz, dir ein inneres Bild seines Energiezustandes zu zeigen. Erschrick nicht, wenn es ganz zerrissen ist, ein Teil fehlt oder es blutet. Das macht nichts, wir sind ja jetzt da, damit das aufhören kann. Du lebst schon sehr lange in diesem Zustand, du nimmst ihn jetzt nur bewusst wahr. Schau dir dein Herz an, und erlaube, dass sich die Situationen zeigen, die dazu geführt haben, dass es so zerrissen oder verletzt ist.*

*Vielleicht kennst du die Situationen schon, dann schau sie dir auf einer noch tieferen Ebene und mit noch mehr Verständnis für dich selbst an. Vielleicht entstehen sie jetzt auch ganz neu, und du wunderst dich, welche Auswirkungen sie auf dich hatten. So schau genau hin: Wo bist du? Wie alt bist du? Bist du überhaupt in diesem Leben, oder befindest du dich in einer anderen Zeit? Lass es zu, erlaube, dass sich die Situationen wie ein Film vor deinem inneren Auge entwickeln. Vielleicht erkennst du, wie oft du ein Stück deines Herzens abgegeben hast, wie oft du dein Herz verschenkt, es*

*vielleicht geopfert, zerrissen hast, um jedem gerecht zu werden, um für alle da zu sein und um jedem deine Liebe zu schenken. Vielleicht musstest du dich wieder und wieder zerteilen, weil deine Eltern getrennt sind, du jemand sehr Wichtiges verloren hast, ein geliebter Mensch dich verlassen hat oder gestorben ist.*
*Vielleicht sind Teile deines Herzens mit jemandem gegangen, vielleicht hast du es verloren, oder es ist so oft gebrochen worden, dass es nie mehr richtig heil werden kann. Vielleicht fehlt es sogar ganz. Schau dir dein Herz an, nimm es wahr, und fühle, was du fühlst. Es ist kein neuer Zustand, so erschrick nicht – du bist es gewohnt, mit diesem Herzen zu leben, es wird von nun an nur noch besser.*
*Nun stell dir bitte eine Lichtsäule vor, sie besteht ganz aus zartem rosafarbenem Licht. Stell dich hinein, und fühle die sanfte, heilsame Energie der Liebe, die hier fließt. Erlaube, dass dich das rosa Licht ganz und gar durchströmt und dein Herz berührt. Nun bitte deinen Schutzengel und die Engel der Liebe und der Heilung zu dir. Wenn du ihre Präsenz fühlst, dann bitte sie, dein Herz zu heilen, es wieder zusammenzufügen. Vielleicht nehmen sie es dir nun aus der Brust und hauchen achtsam darüber, fügen die zerrissenen Teile wieder zusammen. Vielleicht ist auch ein kleiner schwarzer Stein darin oder etwas anderes, was sich schwer anfühlt, dann nehmen sie es heraus, heilen es oder geben dir ein neues, vollständiges und gesundes Herz.*
*Du darfst lieben, wen du willst, du brauchst deshalb dein Herz nicht zu zerreißen oder zu verschenken. In*

*Wahrheit behältst du es bitte bei dir und sendest von dort aus Liebe zu jedem, den du lieben willst. Wenn jemand gestorben ist, den du sehr liebst, dann erlaube dem Seelenanteil, der mit ihm verbunden ist und ohne ihn nicht leben will, mit ihm zu gehen, wenn sich das gut anfühlt. Aber dein Herz brauchst du ganz und unversehrt, damit du wirklich lieben kannst. Wenn Seelenanteile gehen möchten, dann erlaube ihnen, sicher und geschützt in der Lichtsäule dahin aufzusteigen, wohin sie gehen wollen – erlaube ihnen, ihre Heimat zu finden und an den spirituellen Ort zu strömen, an dem sie zu Hause sind oder an dem sie gern sein möchten. Das ist etwas völlig anderes als das Abspalten von Seelenanteilen, denn du erlaubst ihnen bewusst, in das Energiefeld zurückzukehren, in dem sie sich zu Hause fühlen und all ihre Liebe und Schönheit entfalten können. Bitte auch darum, dass die Seelenanteile, die jetzt auf die Erde kommen und wirksam werden möchten, in dich einfließen – sicher und geschützt in der rosa Lichtsäule. Das alles passiert innerhalb deiner eigenen Energie, das bist alles du, es ist dein Energiefeld. Bitte darum, dass dein Herz heil werden kann und darf, nimm es denjenigen, denen du es geschenkt hast, sanft aus der Hand, sag ihnen, dass du dich geirrt und etwas verwechselt hast. Es gibt etwas viel Besseres. Schicke ihnen deine Liebe, damit können sie sehr viel mehr anfangen als mit deinem Herzen. Wir verwechseln beides manchmal, weil es so romantisch ist oder weil wir es nicht besser wussten – aber wir brauchen ein vollständiges, stabiles Herz, weil es das Instrument ist, mit dem wir lieben. Je gesünder und heiler unser*

*Herz ist, desto kraftvoller können wir lieben.*
*So sammle deine Teile zusammen, bitte um Heilung …*
*und dann liebe, wen und wie du willst.*

# *Dein Körper*

*Unser Körper, ja unser ganzes Leben ist nichts anderes als ein Spiegelbild unserer geistigen Situation, denn es ist der Geist, der den Körper formt und unser Schicksal bestimmt.*

*Professor Kurt Tepperwein (*1932), deutscher Unternehmer, Unternehmensberater und Psychologe, 1997 mit dem ersten deutschen Esoterikpreis ausgezeichnet*

Nun wird es Zeit, dass wir uns mit dem Körper selbst beschäftigen, findest du nicht? Ich weiß selbst sehr gut, dass du das am liebsten vermeiden würdest, weil dort die Scham und unangenehme Gefühle gespeichert sind. Keine Sorge. Wir sind sehr achtsam und liebevoll – es geht nur darum, dich von innen zu spüren, nicht darum, dich von außen anzuschauen oder dich zu bewerten. Das machst du wahrscheinlich sowieso den ganzen Tag, oder?

So erlaube dir, deinen Körper einmal ganz anders zu spüren und ein bisschen mit deinem Körperbild zu experimentieren.

# *Die Landschaft deines Körpers*

*Leg dich bitte hin, und mach es dir bequem. Atme ein paar Mal tief durch, schließe die Augen, lass dich fallen, lass los, und entspanne dich.*
*Stell dir bitte die Lichtsäule vor, die du schon kennst, tritt hinein, lass dich durchströmen von klarem, reinem Licht, von einer stabilen hohen Frequenz der Klarheit, der Liebe und der Zuversicht.*
*Alles, was schwer ist, steigt in dieser Lichtsäule nach oben, du fühlst dich freier und lichter, wirst gereinigt und von kraftvoller Leichtigkeit durchströmt. Nun bitte deinen Körper, dir ein inneres Bild zu schicken, eine Landschaft, die ihn spiegelt. Vielleicht erwartest du nun ein bestimmtes inneres Bild, sei bitte dennoch offen dafür, dass es vielleicht ganz anders aussieht, als du glaubst.*
*Nun schau dich bitte um. Wo befindest du dich? Gefällt dir die Landschaft, ist sie gesund, oder braucht sie ein bisschen Unterstützung und Pflege? Vielleicht gibt es verfallene Häuser, Kirchenruinen, vielleicht Wälder mit abgestorbenen Bäumen … Schau dich um, und nimm achtsam wahr, wo deine Landschaft ein wenig Unterstützung benötigt. Nun bitte die Elfen, Feen und anderen Naturgeister, die dafür zuständig sind, die Landschaft zu heilen und dir zu zeigen, was du tun kannst, um sie gesund und lebendig zu erhalten. Vielleicht bekommst du neue Pflanzen, vielleicht gibt es einen Garten, in dem du einen Baum pflanzen darfst,*

*oder du wirst an Stellen geführt, die du sehen solltest, weil sie dir wichtige innere Zustände und Bedürfnisse zeigen. Vielleicht gibt es einen Friedhof in dieser Landschaft, eine Müllkippe, oder du erkennst, dass jeder, der hier spazieren geht, seine Abfälle einfach fallen lässt. Abgesehen davon, dass sowieso niemand hier spazieren gehen darf, wenn du es nicht ausdrücklich erlaubst, wird es nun Zeit, aufzuräumen und deine Landschaft zu schützen. Nimm dir bitte Zeit dafür, richte alles so her, dass es dir gefällt und dass es in Ordnung ist. Vielleicht gibt es viel Unkraut, oder eine Pflanze hat völlig überhandgenommen, und du erkennst die wunderschönen anderen Pflanzen und Blumen nicht mehr. Dann jäte das Unkraut – selbstverständlich will es auch leben, aber das ist deine Landschaft, und sie braucht ein natürliches und gesundes Gleichgewicht. Wirf bitte alle unerwünschten Besucher hinaus, sag ihnen, dass sie eine eigene Landschaft haben, in der sie spazieren gehen können und sollen. Vielleicht siehst du das Fett wie eine überbordende Moorlandschaft, wie Müllberge oder wie Schmutz, der sich überall befindet. Bitte die Naturgeister, alles in Ordnung zu bringen, so, dass sich ein ökologisch gesundes und stabiles Gleichgewicht einstellen kann. Gibt es Bachläufe oder eine Quelle? Ist diese gesund oder fließt sie nicht mehr so richtig? Dann reinige sie, räum alles weg, was sie vielleicht verstopft, und bitte die Hüterin, den Hüter deiner inneren Quelle, von nun an aufzupassen und nicht mehr zu erlauben, dass du sie zum Versiegen bringst. Gibt es einen See? Ist er klar und voller Leben? Vielleicht gibt es Tiere, dann lerne sie kennen. Vielleicht brauchst du auch bestimmte Tiere, dann bitte sie zu dir. Vielleicht gibt es Wesenheiten, die sich hier aufhalten und wirklich nichts in deiner inneren Landschaft zu suchen haben, dann bitte sie freundlich, aber bestimmt zu gehen. Es ist dein Körper und damit dein Königreich.*

*Frag, was du ganz konkret tun kannst, damit dieses Gleichgewicht erhalten bleibt – vielleicht solltest du Sport treiben, bestimmte Lebensmittel essen oder meiden, mehr Zeit für dich selbst einplanen, dich massieren lassen oder in die Sauna gehen.*

*Was zu tun auch immer nötig ist, um diese Landschaft rein zu erhalten, sei bereit, es zu tun, und stelle diese Landschaft von nun an unter Naturschutz. Wenn du willst, dann ziehe eine Mauer um das Gebiet, das du ganz besonders schützen willst, stelle ein „Betreten verboten"-Schild auf, tu alles dafür, dass deine innere Landschaft in aller Ruhe blühen und gedeihen kann.*

# Dein Körperbild

*Leg dich zu dieser Meditation bitte flach hin, so flach, wie dir das möglich ist. Nun stell dir vor, du nimmst einen Buntstift und umrandest deinen Körper, du malst langsam und sorgfältig die Umrisse deines Körpers auf die Unterlage. Beginn oben am Kopf, und folge mit dem Stift langsam deinen Körperumrissen. Rechte Kopfhälfte, rechte Schulter, rechter Arm, Unterarm, die Hand, die rechte Taille, die Hüfte, das rechte Bein, erst außen, dann innen, dann das linke Bein, innen, dann außen, die linke Hüfte, die linke Taille, die Innenseite des linken Armes, die Hand, die Außenseite des linken Armes, die Schulter und linke Halsseite, die linke Kopfhälfte, bis sich die Linie schließt.*

*Nun spüre in dich hinein – wie ist es, innerhalb dieser Linie zu liegen? Atme bitte ein, und beim Ausatmen stell dir vor, dass dein Körper sich ausweitet, über die Linie hinwegflutet, weicher wird und auseinanderfließt. Wie fühlt sich das an?*

*Nun stell dir bitte mit der nächsten Atmung vor, wie dein Körper sich zusammenzieht, enger und kleiner wird, die Unrisse nicht mehr ausfüllt. Es gibt kein Gut oder Schlecht, nimm es nur wahr, es geht wirklich nur darum, dich selbst zu spüren, nicht darum, tatsächlich kleiner zu werden. Vielleicht fühlt es sich sowieso sehr viel besser an, endlich loszulassen und ungestört über die Linie fließen zu dürfen, schau es dir einfach an. Etwas in dir entspannt sich, und du kommst zur Ruhe, zieh bitte keine Schlüsse daraus, es geht tatsächlich nur um das Wahrnehmen. Spüre, in welchem der Zustände du dich wohler fühlst – abgegrenzt und zusammengezogen oder fließend und ein wenig unscharf. Probiere beide Zustände aus, und vielleicht erkennst du, dass beide ihre besondere Kraft in sich bergen, dass jeder dieser Zustände in bestimmten Situationen genau der richtige für dich ist. Bestimmt kennst du einen dieser beiden Zustände besser, dann probiere ganz bewusst auch den anderen aus, und lass die Gefühle zu, die damit verbunden sind.*

*Du erlebst dich selbst damit vielleicht ganz neu, erkennst, dass du in beiden Zuständen, im weichen, grenzenlosen sowie im abgegrenzten und scharf umrissenen du selbst sein kannst, es sind nur verschiedene Ausdrucksweisen deiner selbst, die beide ihre Berechtigung haben.*

# Das Drama des unerwünschten Kindes

*Der Anfang des Lebens ist die Geburt,
diese aber nicht der Anfang des Lebens der
Seele, sondern des Menschen. –
Das Ende des Lebens ist der Tod, dieser aber
nicht das Ende des Lebens der Seele,
sondern des Menschen.*
*Immanuel Kant (1724 – 1804)*

Einer der am häufigsten genannten Gründe für das Überessen, für Unglück und Leid ist, dass wir uns als Kind nicht erwünscht gefühlt haben oder gar wussten, dass unsere Mutter uns nicht willkommen hieß, uns nicht wollte. Wir fühlen uns von Anbeginn an in der Schuld, übernehmen bereitwillig die Lasten der Mutter, machen uns klein, atmen flach, um nicht bemerkt zu werden, versuchen, anderen keine Probleme oder Schwierigkeiten zu bereiten, verstecken unsere Kanten hinter viel zu vielen Rundungen, machen uns unsichtbar, weicher und gefälliger. Wir fühlen uns schuldig, weil wir überhaupt auf der Erde sind, glauben, wir hätten keine Daseinsberechtigung, und leiden unser Leben lang darunter, nicht erwünscht zu sein. Letztlich versuchen wir mit allem, was wir tun, zu beweisen, dass wir doch liebenswert sind, und wünschen, dass doch am Ende jemand kommt und sagt: Es ist gut, dass du da bist. Wir versuchen, unserer Mutter zu vergeben, dass sie uns nicht wollte. Wir möchten Frieden mit ihr schließen und mühen uns ab, uns mit der Situation auszusöhnen. Du hast mein volles Mitgefühl, ich verneige mich tief vor deinem Schmerz, und ich weiß selbst, wie viel Leid es verursacht, wenn man weiß (oder auch nur glaubt), dass man nicht erwünscht war.

Aber (bei allem Respekt und bei aller Achtung vor der Wirksamkeit dieser Techniken) nutzen all jene Vergebungsübungen, Aufstellungen und so weiter etwas? Nicht wirklich, oder? Kommen wir nicht immer wieder an den gleichen Punkt, tauchen diese Urschmerzen nicht immer wieder auf, wenn wir in schwierigen Situationen sind? Warum ist das so, warum heilen diese Wunden nicht endlich, damit wir aufhören können, uns die Muttermilch, die uns fehlte, in Form von Nahrungsmitteln zuzuführen?

Es ist so, weil wir nur die eine Seite betrachten. Wenn wir nicht erlauben, dass sich das ganze energetische Bild zeigt, dann kann echte Heilung nicht einfließen. Traust du dich, deine Verantwortung in dieser vertrackten Situation zu erkennen und zu tragen? Ich werde dir nicht das lapidare „Du hast das als Seele ja so gewollt" um die Ohren schleudern, das nutzt uns gar nichts, schiebt nur den schwarzen Peter hin und her.

Nein, liebste Freundin, liebster Freund, leider müssen wir noch einen Schritt weiter gehen. Wir sind Täter, so leid es mir tut, das schreiben zu müssen, nicht Opfer.

Bitte schau dir einmal folgende Szene an:

Du entscheidest als Seele, dass du auf die Erde kommen wirst, dass du bestimmte Erfahrungen machen und inkarnieren, also „Fleisch werden" möchtest. Du suchst dir zunächst die Energien, die du auf die Erde mitnimmst, um deine Erfahrungen zu machen. Stell dir bitte vor, du wärst ein riesig großes Schloss mit wunderschönen Räumen, die alle jeweils anders aussehen und sich anders anfühlen. Das Schloss ist von dir selbst bewohnt, von deinen verschiedenen seelischen Anteilen, Frequenzen, geistigen Energien und spirituellen Zuständen, die dich ausmachen. Einer der Räume (und bestimmt nicht der größte) ist dein menschlicher Körper, das Leben auf der Erde, das Energiefeld, in dem deine seelische Frequenz stofflich sichtbar wird. Du kannst dir sicher vorstellen, dass du nicht alle seelischen Anteile mit auf die Erde nehmen kannst, denn das Energiefeld der Seele ist riesig und so weit, dass dein Körper aus allen Nähten platzen würde. Natürlich wirken dennoch die Energien all der anderen Räume auf ihn ein, aber dazu brauchen nicht alle Schlossbewohner im Raum namens Körper anwesend zu sein. Im Gegenteil, sie würden sich nur stören und könnten in diesem viel zu engen Raum nicht ihrer Berufung folgen. Du hörst die Musik aus dem Tanzsaal, nimmst durch das geöffnete Fenster die frische Luft und das Lachen der Kinder im Schlosspark wahr ... Du verstehst das Prinzip, oder?

Du entscheidest, welche Erfahrungen dir noch fehlen, welche seelischen Anteile du mit auf die Erde nimmst, die dafür sorgen, dass du diese Erfahrungen machst. Wenn du zum Beispiel lernen willst, dich selbst tief und bewusst zu lieben und für dich zu sorgen, damit du dieses Wissen weitergeben kannst, dann wirst du auch dafür sorgen, dass du es lernst.

(Ein anderes Bild, mit dem du einen Eindruck davon bekommst, worüber wir reden, sieht so aus: Stell dir vor, deine Seele wäre ein riesiger wunderschöner Farbkasten. Je nachdem, welches Bild du auf der Erde malen willst, wählst du die Farben aus, die du mitnimmst.)

Du hast nun deine seelischen Anteile ausgewählt, die Energien zusammengestellt, die du verwirklichen willst. Dein Geburtshoroskop ist ein hilfreicher Spiegel der Erfahrungen, die du machen möchtest, denn du brauchst nicht nur deine seelischen Anteile, sondern auch die richtige Zeitqualität, um deinen Platz auf der Erde einzunehmen.

Nun kommt der nächste Schritt deiner Menschwerdung: Du brauchst Eltern! Du suchst dir also einen Vater und eine Mutter, die dir erlauben, ihre Energien zu nutzen. Du brauchst eine Gebärmutter, in der du einen eigenen kleinen Körper bilden kannst, die dir für neun Monate Raum, Schutz, Nahrung, Wärme und Liebe spendet.

Du schickst deinen Lebensfunken auf die Erde, eine Samenzelle trifft ein Ei, das Ei beginnt sich zu teilen, es beginnt, deinen Körper auszuformen. Deine seelischen Anteile rutschen nun auf einem komplizierten Weg energetisch immer tiefer, bis du das Energiefeld der Erde erreichst und beginnst, dich in einem gerade entstehenden Körper häuslich einzurichten.

Und auf einmal bekommst du einen Schock: Du spürst,

dass dich die Frau, in der du zu wachsen beginnst, gar nicht will!

Meine liebe Seele, hast du eigentlich gefragt, ob du willkommen bist? Und wenn du es nicht bist, mit welcher Berechtigung bist du dann hier? Es ist, so leid es mir tut, dir das sagen zu müssen, energetische Hausbesetzung, wenn du darauf bestehst, in einer Gebärmutter zu wachsen, die Nahrung, die Lebensenergie, die Aufmerksamkeit, gar die Liebe eines menschlichen Wesens in Anspruch zu nehmen, das dir das überhaupt nicht geben will. Es ist kein Wunder, dass du dich dauernd schuldig fühlst, denn schau bitte mal, was du gerade tust. Du zwingst einen Menschen, dir etwas zu geben, was er dir gar nicht geben will, du nutzt alle Tricks, um nicht aufzufallen, und dann haderst du noch damit, dass dich deine Mutter nicht liebt. Natürlich nicht, meine Liebe, mein Lieber – aber die Frage ist, findest du es von dir aus sehr liebevoll, sie dazu zu zwingen, dich auszutragen? Die Geburtsschmerzen zu durchleben, all die Umstände, die sie durch dich hatte, auszuhalten, für dich zu sorgen, für dich da zu sein, obwohl sie klar und deutlich „nein" gesagt hat?

Ja, ich weiß, wie das klingt. Aber stimmt es nicht? Stell dir bitte für eine Minute vor, du wärst diese Frau, du bist auf einmal schwanger, obwohl du aus welchen Gründen auch immer (die übrigens wirklich niemanden etwas angehen) nicht bereit dazu bist. Wessen Körper ist das eigentlich? Und mit welcher Berechtigung kommt diese Seele dazu, dich als Mutter auszuwählen, obwohl du andere Pläne hast?

Du verstehst hoffentlich, dass ich das bewusst plakativ schreibe, damit auch die andere Seite deutlich wird. Du kannst nicht heilen, wenn du nicht verstehst, wie du die Situation ändern kannst. Du kannst nicht dafür sorgen, dass du ein erwünschtes Kind bist, denn wenn du es nicht bist, dann kannst du es nicht ändern. Wir machen das anders. Wir achten endlich in aller Liebe und Demut den Willen unserer Mutter und suchen uns eine andere, eine, die uns wirklich will. Wir verneigen uns vor ihr, bitten sie um Vergebung und lassen sie los! Das heißt nicht, dass wir nicht in ein wundervolles Verhältnis mit ihr kommen können, wir wenden uns nicht beleidigt ab, im Gegenteil. Wir ermöglichen, weil wir endlich mit unserer Hausbesetzung aufhören, dass sie uns freiwillig liebt – oder eben nicht.

Wir beenden die Erfahrung des Nichterwünschtseins, indem wir den Ort verlassen, an dem wir im besten Fall nur geduldet sind, und uns eine Mutter suchen, die uns gibt, was wir wirklich brauchen. Du hast nun in aller Deutlichkeit gespürt, wie es ist, nicht erwünscht zu sein, wie es ist, deinen Willen durchzusetzen (du warst stärker, sie musste dich bekommen, obwohl sie nicht wollte, richtig?), es wird Zeit, ganz neue Entscheidungen zu treffen und noch einmal von vorn zu beginnen. Du hast gewonnen, du bist auf der Erde, sie musste dich gebären und ernähren. Und du hast verloren, denn das, was du wirklich von ihr wolltest, hast du nicht bekommen. Lassen wir es so stehen, und verlassen endlich den Kampfplatz, ja? Natürlich ist auch das alles auf noch höherer Ebene abgesprochen, aber auf dieser noch höheren Ebene hast du auch nicht mehr das Gefühl, unerwünscht zu sein. Also holen wir uns selbst da ab, wo wir emotional stehen, in Ordnung?

So mach es dir bequem, und erlaube dir, noch einmal auf die Erde zu kommen, dir ein Energiefeld zu suchen, in dem du willkommen, geliebt und geschützt bist, damit du endlich den ermüdenden Kampf um die Liebe und Fürsorge deiner Mutter aufgeben kannst. Sie liebt dich ja sowieso, sonst hättest du mit ihr gar nicht all diese Verabredungen treffen können. Aber lass sie endlich los, damit diese echte Liebe zwischen euch wieder fließen kann und ihr beide frei werdet.

# Die ideale Mutter finden

*Setz oder leg dich bequem hin, schließe die Augen, entspanne dich, und nimm dich selbst im Bauch deiner Mutter wahr. Wie ist es hier? Wie fühlst du dich, wie geht es deinem Körper? Nimm wahr, wie es ist, nicht erwünscht zu sein, wie sehr du dich anspannst, um nicht aufzufallen, wie eng sich alles anfühlt, dunkel und kalt. Vielleicht fühlst du dich auch ganz wohl, spürst aber dennoch, dass etwas nicht stimmt. Vielleicht steigt in dir der Wunsch auf, diesen Ort ganz schnell wieder zu verlassen, vielleicht spürst du, dass du gar nicht hier, in diesem Bauch oder überhaupt auf der Erde, sein willst.*
*Fühle das – und dann geh. Verlasse diesen Bauch, verlasse die Erde, verneige dich bitte vor deiner Mutter, und bitte sie um Vergebung dafür, dass du versucht hast, dich in ihr einzunisten, obwohl sie es nicht wollte. Verlasse den Körper deiner Mutter, räume die Gebärmutter und steige in einer Lichtsäule auf in das Reich deiner Seele, nimm alles mit, was zu dir gehört, und verlasse die Erde. Keine Sorge, dein Körper ist geschützt, du bist ja da.*

*Kehre zurück in den Zustand, in dem du warst, bevor du in dieser Inkarnation zur Erde gekommen bist, und triff eine neue Entscheidung. Du wolltest die Erfahrung des Unerwünschtseins machen – nun, jetzt hast du sie gemacht, nun darf es gut sein. Sicher wolltest du lernen, dich selbst sehr bewusst zu lieben – das kannst du nur dann, wenn du bewusst mit dem Schmerz des Unerwünschtseins konfrontiert wirst. Aber das ist nun geschehen, und es wird Zeit für eine neue Wahl, eine neue Inkarnation. So schau, ob du bereit bist, noch einmal zu kommen, diesmal in ein Energiefeld von Liebe und Fürsorge. Schau, ob du bereit bist, dich diesmal willkommen geheißen zu fühlen, ob du dir erlauben kannst, dir eine Mutter zu suchen, die dich liebt und die dir voller Liebe und Freude Raum bietet, in dem du wachsen und gedeihen kannst. Vielleicht gibt es Seelenanteile, die nicht mehr mitkommen wollen, dann erlaube ihnen, in die Räume des Schlosses zu gehen, in denen sie sich wohl fühlen und zu Hause sind. Bitte nun die seelischen Anteile, die Farben, Frequenzen, Töne zu dir, die neu beginnen möchten, die in einem Energiefeld von erfüllter Liebe und Fürsorge aufwachsen wollen.*

*Spüre, wie sich deine seelischen Anteile sammeln und bereit werden, auf die Reise zu gehen. Und nun, wenn du bereit bist, eine ganz neue Inkarnation anzutreten, ganz neue Erfahrungen zu machen, schicke bitte einen hell leuchtenden Lichtstrahl zur Erde. Einen Lichtstrahl, der alle Informationen enthält, die du brauchst, um deinen Platz auf der Erde einzunehmen. Schicke Liebe auf die Erde, Fürsorge, Wärme, Erfüllung, Leichtigkeit, was auch immer du verwirklichen willst. Bereite dir selbst deinen eigenen Platz auf der Erde, deinen Licht- und Leitstrahl, bereite dir selbst das Energiefeld, in dem du wachsen und dich entfalten kannst. Sieh den Lichtstrahl auf die Erde fallen und einen Kreis bilden, das ist nun dein Platz auf der Erde, der Platz, an dem du angebunden bist an die unermessliche Schöpferkraft deiner eigenen Seele.*

*Und nun bitte darum, dass jemand diesen Lichtkreis betritt, dass der Mensch hineintritt, der bereit ist, dich in aller Liebe und Fürsorge zu empfangen. Denk nicht darüber nach, wer das sein könnte, sondern erlaube, dass genau der Mensch in den Lichtkreis tritt, der von nun an deine dich liebende Mutter sein möchte – und vielleicht bemerkst du erstaunt, dass du selbst in dem Lichtkreis erscheinst. Du selbst bist es, der dich empfangen und gebären kann und möchte, du selbst kannst deine eigene Mutter sein, egal, ob du männlich oder weiblich bist. Frag bitte, noch während du dich hoch oben im Energiefeld deiner Seele befindest, ob die Person unten im Lichtkreis bereit ist, dich zu empfangen, und spüre ihr von Herzen kommendes „Ja". Anders geht es nicht, denn wir haben die Person in den Lichtkreis gebeten, die dir eine liebende, fürsorgliche Mutter sein will.*

*Nun erlaube dir, langsam und sachte in sie einzuströmen, ganz bewusst deinen Platz in ihrem Bauch einzunehmen, egal, ob du männlich oder weiblich bist. Finde die Stelle, in der du dich einnisten willst, und fließe langsam hinein, dehne dich aus, nimm die Geborgenheit und die Wärme wahr, spüre das Willkommensein. Spüre auch, wie es ist, schwanger zu sein, wie es ist, jemanden in dir willkommen zu heißen und die Verantwortung und die Fürsorge zu übernehmen. Spüre, wie es ist, aus vollem Herzen ja zu sagen, eine Mutter für dich selbst zu sein, mit dir selbst schwanger zu gehen.*

*Vielleicht spürst du beide Zustände gleichzeitig, das erfüllende Mutterwerden und das beglückende Gefühl, ganz und gar willkommen und erwünscht zu sein. Lass dich ausfüllen, erfüllen von dieser Liebe und diesem selbstverständlichen Gefühl, willkommen zu sein, einfach weil du da bist. Natürlich bist du erwünscht, du brauchst nur dahin zu gehen, wo du geliebt wirst, und die Orte zu verlassen, an denen dies nicht der Fall ist.*

*Stell dir nun bitte deine Mutter vor, verneige dich vor ihr, und danke ihr für die Erfahrung, die du durch sie machen durftest. Bitte deine Mutter um Vergebung dafür, dass du dich gegen ihren bewussten Willen bei ihr eingenistet hast. Damit hören die Schuldgefühle auf, du brauchst keine alte Schuld mehr auszugleichen und kannst loslassen und weitergehen. Von nun an kann Liebe fließen, wie sie fließen will – du brauchst nicht das wiedergutzumachen, was du ihr unbewusst, aber dennoch sehr wirksam, angetan hast.*

*Bleib bei dir selbst, bleib als Baby in deinem eigenen Bauch – vielleicht möchtest du auch in dich hineinströmen, dich selbst, deinen Körper, ganz und gar ausfüllen, mach es so, wie es sich richtig anfühlt. Es kann sein, dass es gut ist, dich noch ein bisschen schwanger mit dir selbst zu fühlen – möglicherweise möchtest du die neue Seelenenergie aber auch gleich in jeder Zelle wahrnehmen. Du weißt selbst, wie es sich am besten anfühlt, so erlaube dir von nun an, erwünscht zu sein und geliebt zu werden, willkommen und geborgen auf der Erde und in dir selbst zu sein.*

# Nachwort

Liebe Leserin, lieber Leser,

diese Meditationen sind natürlich kein Zaubermittel. Wenn du nicht bereit wirst, auch im Außen das zu tun, was nötig ist, um ein für dich gesundes Gewicht zu erreichen (Sport treiben, weniger und gesünder essen, mehr Spaß haben, in die Natur gehen, einem Beruf nachgehen, der dich wirklich erfüllt …), dann nutzen sie nichts – oder vielleicht doch? Sie verändern langsam, aber stetig dein Bewusstsein und dein Gefühl für dich selbst. Falls du also nicht in der Lage bist, weniger zu essen, dein Leben zu ändern – falls du nicht abnimmst, falls du enttäuscht bist und das Gefühl hast, nichts passiert, sei versichert, das stimmt nicht. Unmerklich wandelt sich etwas in dir, etwas in dir beginnt, aufzuwachen und stärker zu werden, gesünder, bewusster und kraftvoller. Vielleicht wirst du nicht abnehmen. Aber du wirst dich selbst besser spüren – und dann ist der Weg zu deinem idealen Gewicht, welches das auch immer sein mag, um vieles leichter, dann geht er sich wie von selbst. Außer, und das erlaube mir hier noch einmal zu sagen, außer du bist esssüchtig, dann brauchst du sicherlich etwas mehr Unterstützung. Scheue dich nicht, sie dir zu suchen – es gibt genug Selbsthilfegruppen, sicher findest du eine auch in deiner Stadt. Wenn du süchtig bist, dann ist das eine Krankheit, die sich selbst erhält, dann ist es wichtig, diese Krankheit ganz bewusst anzuschauen, zuzugeben und dir Hilfe zu suchen. Eine Sucht kann man nicht so nebenbei mit therapieren, sie braucht ganz spezielle Maßnahmen.

Ich füge hier am Ende des Buches eine Soforthilfe an, einen Text, den ich im Buch „Loslassen und das ideale Gewicht erreichen“ schon einmal verwendet habe – ich hoffe, er dient dir. Lies ihn bitte, wenn du das Gefühl hast, dem Essen gegenüber machtlos ausgeliefert zu sein – egal, ob du dich nun süchtig fühlst oder nicht.

# Erste Hilfe beim Essanfall

Zunächst einmal herzlichen Glückwunsch, dass du es geschafft hast, überhaupt das Buch zur Hand zu nehmen. Das Wichtigste zuerst: Leg das Essen weg. Jetzt. Bete augenblicklich um die Kraft, das zu tun – auch wenn es dir noch so schwerfällt. Leg das Essen hin, und verlasse bitte mit diesem Buch in der Hand den Raum. Du kannst deine fürchterlichen Gefühle im Moment nicht ändern, im Moment fühlst du dich einfach so, mach es nicht noch schlimmer, indem du isst. Nimm es an, du kannst es nicht ändern. Bete um Gelassenheit, die Dinge, die du nicht ändern kannst, für den Moment hinzunehmen, denn das hier ist so ein Moment. Was auch immer dir passiert ist, warum auch immer du dich so fühlst, wie du dich fühlst, was auch immer dich in deinen Essanfall hineintreibt, du brauchst ihm nicht nachzugeben. Du kannst diese Gefühle aushalten – atme, sieh sie vor dir wie eine Welle, wie eine Brandung, das geht vorüber. Es geht vorbei, und du kannst es überstehen. Du brauchst nicht zu essen, das ändert nichts, du machst es nur schlimmer. Bitte leg das Essen weg, jetzt, wenn du es noch nicht getan hast. Du machst das sehr gut. Du kannst es nicht verhindern, dich so zu fühlen, aber das brauchst du auch gar nicht, lass es über dich hinwegbrausen, fühle es einfach, du kannst das aushalten. Bitte wieder um Kraft, bitte darum, dass dich dein Schutzengel hält, und warte ab, bis die Welle vorbei ist.

So. Und nun tu, was im Moment zu tun ist. Wasch deine Wäsche, kümmere dich um deine Kinder, mach deine Buchhaltung. Wenn du nichts zu tun hast, dann geh spazieren, oder putz das Bad, mach etwas Sinnvolles, was dich mit dem Boden, mit der Erde verbindet. Kümmere dich nicht zu sehr um deine Gefühle – sie sind, wie sie sind, und sie gehen wieder vorbei, du kannst dich später darum kümmern. Im Moment tu das Wichtigste zuerst. Wenn du willst, dann nimm eine Puppe in den Arm, stell dir vor, sie sei dein inneres Kind, und tröste sie. Aber das Wichtigste ist: Tu etwas Vernünftiges – das, was ansteht. Spüre deine Gefühle, sie gehen vorbei. Frag nicht, warum du dich so fühlst, das kannst du später immer noch tun, im Moment atme bitte. Konzentriere dich aufs Atmen und darauf, dass die Welle über dich hinwegschwappt. Wenn du dazu in der Lage bist, dann entspanne dich in diese Welle hinein – du kannst sogar eine Art Beobachter sein. So fühlt sich das also an! Bis jetzt hast du das noch nie gefühlt, weil du diese Gefühle immer mit Essen verdrängt hast. Schau sie dir an, ohne sie zu verändern, nimm sie wahr, bleib stehen, und kontrolliere sie nicht mit Essen. Selbst wenn dich die Welle mitreißt, brauchst du nicht zu essen, bleib da, es geht vorüber, atme weiter – das ist, wie in den Wehen zu liegen.

Lass das Essen liegen, wirf es weg, wenn es nicht anders geht, verlasse den Raum. Alles ist besser, als zu essen, alles. Während du das liest, ebbt der Anfall wahrscheinlich ab, bleib noch ein bisschen bei mir, und atme. Gleich ist es vorbei, und du hast es geschafft. Dann kommt der schwierigste Moment: Deine Wachsamkeit lässt nach, und du stopfst vielleicht doch alles in dich hinein, was du in die Finger kriegst. Lauf bitte jetzt mit dem Buch in den Raum, in dem deine nächste Aufgabe auf dich wartet, gib dir erst gar keine Zeit, etwas zu essen, leg das Buch weg, und fang sofort mit dem an, was du zu tun hast, o.k.?

Bete um die Bereitschaft, abstinent zu sein, um die Gelassenheit, die Dinge hinzunehmen, die du nicht ändern kannst, bete um den Mut, das zu ändern, was du ändern kannst, und bete um die Weisheit, das eine vom anderen zu unterscheiden.

Sehr gut.

Du hast es geschafft, du hast die Welle gemeistert, sie ist über dich hinweggebraust, aber du lebst noch – und du hast nicht gegessen. Wunderbar. Ich bin wirklich beeindruckt. Wenn meine nächste Welle kommt, werde ich das lesen, atmen und die Kühlschranktür schließen.

Wenn du es kannst, dann kann ich es vielleicht auch.

# Und ganz zum Schluss ...

Wenn du dich immer noch fragst, was das alles soll, wozu du dich überhaupt mit diesem leidigen Thema herumschlagen musst, dann hilft dir vielleicht folgende Geschichte:

## Die kleine Elfe

(K)ein Märchen

Die kleine Elfe saß auf einer Klatschmohnblüte inmitten einer riesigen Blumenwiese. Sie wandte ihr Gesicht der Sonne zu, ließ sich bescheinen und öffnete sich dem Licht, wie sie es gewohnt war. So lange, bis sie selbst funkelte und leuchtete, bis sie sich warm und lebendig fühlte. Als sie satt war, dankte sie der Blüte und flog zu ihrem Schwarm zurück. Sie flog im Kreis, als wäre sie berauscht, die Blumenwiese unter ihr prangte in sämtlichen Farben und Formen, und die kleine Elfe drehte sich so lange um sich selbst, bis alles zu einem einzigen Feuerwerk verschwamm.

„Wo warst du denn schon wieder?", empfing die Elfenkönigin sie, sie mochte es nicht, wenn sich die kleinen Elfen zu weit von ihrem Stamm entfernten. Allzu leicht konnten sie sich verfliegen, weil sie die Farbwirbel der Blüten noch nicht lesen konnten.

„Ich habe die Mohnblüte besucht, und sie hat mir

wieder von den Menschen erzählt!“ Die kleine Elfe schwirrte um die Königin herum, sprühte dabei Funken und lachte so herzlich und fröhlich, dass auch diese lächeln musste.

„Du hast zu viel Sonnenlicht genascht, stimmts?“ Kopfschüttelnd drohte sie mit dem Zeigefinger. Die kleine Elfe zog hurtig und übermütig einen goldenen Funkenring darum.

„Schon gut, kleine Elfe. Was erzählt denn der Mohn über die Menschen?“ Das Gesicht der kleinen Elfe legte sich in Falten, und sie schaute so ernst, wie es ihr möglich war. Besonders ernst war es nicht.

„Sie müssen schwer arbeiten und viel Materie mit sich herumschleppen“, meinte sie nachdenklich. „Was ist das, schwer?“

„Ich kann es dir nicht sagen. Wir kennen keine Schwere, wir sind viel zu sehr mit dem Licht verwandt. Aber vielleicht kann ich dir einen Eindruck geben. Erinnerst du dich an das Gewitter im Frühjahr?“

„Natürlich“, meinte die kleine Elfe, „meine Flügel sind ganz nass geworden, und ich konnte nicht mehr fliegen.“

„Und so ungefähr ist das, was die Menschen schwer nennen. Sie können nicht tun, was sie wollen – darunter leiden sie“, erklärte die Königin.

„Aber warum können sie das nicht? Und was bedeutet das andere Wort, leiden?“

Die Königin seufzte. Diese kleine Elfe interessierte sich viel zu sehr für Dinge, die nichts mit ihr zu tun hatten.

„Kleines, es bedeutet, dass sie das Licht nicht spüren.

Aber jetzt flieg zu den anderen, ich glaube, sie warten schon auf dich. Du musst noch eine Menge lernen, bevor du einen eigenen Stamm gründen kannst."

„Hab ich gar nicht vor. Aber was heißt das, sie spüren das Licht nicht, dann sind sie ja – wie sagen die Menschen? – tot?"

„Wo hast du denn dieses Wort gelernt? Du weißt doch, das gibt es nicht, es ist eine Erfindung. Alles ist Licht, wir können niemals vom Leben abgeschnitten sein, wir lösen uns auf, wenn die Zeit gekommen ist, aber wir existieren weiter. Das lernst du noch."

„Die Mohnblume hat es erzählt." Die kleine Elfe hatte ihr Gesicht noch immer in nachdenkliche Falten gelegt. Die Sonne konnte es nicht mehr mit ansehen und schickte ihr einen besonders glänzenden Strahl.

„Tanze, kleine Elfe", schien sie zu rufen, „tanze mit mir, lache, singe mit den Blumen!"

„Ich sollte ein Wörtchen mit der Dame reden", erwiderte die Königin lächelnd, allzu ernst konnte auch sie nicht sein. Es lag ihr einfach nicht. Sie strich mit den Fingerspitzen über die Augen der kleinen Elfe, um deren trübsinnige Gedanken zu vertreiben. „Fliege jetzt, kleine Elfe, fliege und lerne."

Die kleine Elfe hörte gewissenhaft zu, was die Lichtwesen der Blumen zu berichten hatten, lernte eine Menge über Licht, über Leichtigkeit und Freude. Sie lernte, dass das Leben eine einzige Sinfonie aus Musik und Schwingung ist, sie bekam ein Gespür für das Energiemuster der Wiese, in der sie wohnte, sie übte, das Sonnenlicht so in ihren Körper zu leiten, dass es sie an den richtigen Stellen erfüllte. Die kleine Elfe lernte die Sprache der Tiere zu verstehen, indem sie ihre Farben wahrnahm, sie lernte ihre eigene Bestimmung kennen und den Weg, sie auszuführen.

„Seid immer ihr selbst", erklärte die Lehrerin, eine schon recht betagte Elfe, deren Farben nur noch schwach glühten, „so bringt ihr Freude und Leichtigkeit auf die Erde, seid ein Beispiel für Licht, funkelt und strahlt, so hell und lustig ihr nur wollt."

Die kleine Elfe meldete sich seit geraumer Zeit, ungeduldig flatterte sie mit den Flügeln.

„Aber warum sagst du das?", fragte sie. „Was sollen wir denn sonst sein, wenn nicht wir selbst?"

„Es gibt überall Kräfte, die nicht mehr an das Licht glauben", meinte die Lehrerin und schüttelte den Kopf, als könne sie es selbst nicht fassen. Die kleine Elfe war perplex.

„Aber …", wollte sie beginnen, doch die Lehrerin unterbrach sie.

„Seid nur ein wenig wachsam, ihr braucht nicht gleich alles zu verstehen. Noch sind die Kräfte des Lichtes in der Überzahl."

Doch die kleine Elfe wollte sich nicht damit zufriedengeben. Sie fragte die Mohnblume, und diese hatte ihr Seltsames zu berichten.

„Seit einiger Zeit besucht uns ein Mädchen. Es redet mit uns, als würde es unsere Sprache verstehen. Wenn du eine Weile wartest, wirst du sie bestimmt kennenlernen."

„Ein Mensch“, staunte die kleine Elfe, „wie sieht sie denn aus?“

„Wunderschön ist sie, wenn auch nicht so durchsichtig wie du. Sie hat lange, goldene Haare, zauberhaft leuchtende Augen, die wie Sterne strahlen, und eine weiche Stimme.“ Die Mohnblume beugte sich der Elfe zu. „Sie streichelt mir die Blütenblätter, dann leuchte ich so rot wie nie zuvor“, raunte sie. „Schau, da kommt sie schon.“

„Ich glaube fast, du bist ein bisschen in das Mädchen verliebt!“, sagte die kleine Elfe, doch dann machte sie große Augen. Das Mädchen war riesig! Sie könnte die Blume einfach zertreten, wenn sie wollte. Das Mädchen kniete nieder, entschuldigte sich bei einigen Grashalmen, die sie zerdrückte – und erstarrte.

„Wer bist du denn?“, fragte sie entgeistert.

„Das ist die kleine Elfe, sie will dich kennenlernen!“, erklärte die Mohnblume. Die kleine Elfe war hoch erfreut. „Wieso kannst du mich sehen?“, fragte sie. „Menschen haben doch zu unsensible Augen, um uns zu erkennen! Siehst du vielleicht auch die Strahlen der Blumen?“

„Ich weiß nicht, wieso, ich kann es einfach, und ich bin überglücklich darüber. Willst du mir etwas über deine Art zu leben erzählen?“ Sie kauerte sich noch tiefer, um der Elfe nahe zu sein. Die Mohnblume wurde ein bisschen eifersüchtig, das war schließlich ihr Mensch! Doch nun begann das Mädchen versonnen über ihre Blütenblätter zu streicheln, und sie wurde nicht nur wunderbar rot, sondern sie wirbelte Energiespiralen bis zum Himmel hinauf. Das Mädchen folgte ihnen mit den Händen, als tanze sie.

„Viel lieber würde ich etwas über die Menschen hören, willst du mir den Gefallen tun?", bat die kleine Elfe. Das Mädchen überlegte einen Moment.

„Komm doch einfach mit, ich stecke dich in meine Brusttasche, dann kannst du alles sehen."

„Das ist ja ein richtiges Abenteuer!", rief die kleine Elfe. „schade, Mohnblume, dass du uns nicht begleiten kannst!"

„Ich würde lieber von einer Kuh gefressen werden, als freiwillig bei den Menschen in einer Vase zu verdorren", murrte die Mohnblume vor sich hin, doch als ihr das Mädchen zum Abschied liebevoll über die Blüte strich, reckte und streckte sie sich genussvoll. „Komm nur bald wieder, und erzähle mir alles!", rief sie der kleinen Elfe nach.

Eine halbe Stunde später gelangten die beiden zum Rand des Dorfes, in dem das Mädchen lebte.

„Schau, das ist unsere Hütte", wisperte sie stolz, „und das ist meine Großmutter. Siehst du sie, sie trägt ein Bündel Feuerholz."

„Aber warum ist alles so dunkel um sie herum?", fragte die kleine Elfe erschrocken.

Das Mädchen schaute sie verständnislos an. „Ist es das?", fragte sie nur.

„Ja, es ist dunkel und dicht, da kann ja niemals die Sonne hindurchscheinen! Wovon ernährt ihr euch bloß?"

„Wir kochen, schau, das ist unser Herd, hier sind Kartoffeln, Brot, das ist Käse, und dieses Huhn muss noch geschlachtet werden." Das Mädchen wies so selbstverständlich auf all die Dinge, dass die kleine Elfe vorsichtig wurde.

„Ihr badet nie im Sonnenlicht?“, vergewisserte sie sich dennoch.

„Die Sonne tut auch uns gut, aber unsere Körper brauchen richtige Nahrung. Schau, da kommt meine Mutter, sie wird jetzt kochen.“ Die kleine Elfe zuckte zurück, man konnte die Farben der Frau vor lauter Dunkelheit gar nicht erkennen. Da war eine ölige, schwarze Energie um sie herum, die saugte alles in sich hinein, was ihr zu nahe kam, und sogar die kleine Elfe spürte, dass sie nicht mehr ganz so leicht war wie sonst. Die Mutter begrüßte das Mädchen kurz, dann machte sie sich daran, Holz zu hacken, die Küche zu schrubben, Kartoffeln zu schälen.

„Müssen Menschen immer so hart arbeiten?“, fragte die kleine Elfe, nachdem sie eine Weile zugesehen hatte.

„Ja, natürlich! Wir brauchen doch ein Dach über dem Kopf und etwas zu essen!“ Das Mädchen wunderte sich über die Frage.

„Aber“, wagte die kleine Elfe einzuwenden, „dann tut ihr ja nichts anderes, als zu arbeiten, oder? Wann habt ihr denn Spaß, wann schickt ihr Liebe und Freude in die Welt hinaus?“

Das Mädchen seufzte. „Das frage ich mich auch. Vor allem, seit mein Vater tot ist –, wir haben überhaupt keine Lust mehr zu leben.“ Da war es, das Wort! Die kleine Elfe wurde aufmerksam.

„Was ist das, tot?“, fragte sie.

„Das heißt, dass er weg ist, tot eben, er hat seinen

Körper verlassen." Tränen traten dem Mädchen in die Augen.

„Aber er ist doch nicht weg, er steht da am Herd, kannst du ihn denn nicht sehen?", fragte die Elfe erstaunt. Was für eine verrückte Welt! „Er schwebt über deiner Mutter, jetzt streicht er über ihr Haar, schade, sie sieht nicht, wie liebevoll er sie anlächelt." Das Mädchen schaute rasch hinüber zum Herd, doch sie konnte nichts erkennen außer ihrer Mutter, die, wie so oft in der letzten Zeit, leise vor sich hin weinte. Das Mädchen nahm sie in den Arm, und die kleine Elfe sah, dass auch sie in die Umarmung ihres Vaters eingehüllt wurde. Das Mädchen schien es zu spüren, sie lächelte und sagte etwas zu ihrer Mutter, doch diese schüttelte nur entsetzt den Kopf.

Was ist das nur für eine verrückte Art zu leben, dachte die Elfe. Alles ist so dicht und hart, sie spüren das Licht nicht, da ist so viel dunkle Energie, wie machen sie das nur? Diese Wesen sind ja vollkommen von der Quelle, vom Leben, abgeschnitten, sie haben es völlig vergessen, glaube ich. Ob sie alle so leben?

Die kleine Elfe sprang aus der Brusttasche des Mädchens und erkundete das Dorf auf eigene Faust. Sie war entsetzt.

Sie erblickte viele, viele Menschen, die schwer schufteten, ob auf dem Feld, im Haus oder in den Ställen, ihre Gesichter waren sorgenvoll, und sie sah die Kummerwolken um sie herumwabern. Alle haben diese Energie um sich, das ganze Dorf ist eine Nebelwand von Sorgen und Nöten, aber nicht wie der leichte Wiesennebel, den ich so liebe, sondern wie dicker, klebriger Rauch, dachte sie. Oh Himmel, wie kann man so leben! Ich glaube, wenn ich jemals so leben müsste, würde ich unendlich viel essen, um das auszuhalten und um genug Kraft zu haben. Sie bekommen ihre Energie nur aus dem, was sie essen, und aus dem Feuer, an dem sie sich wärmen – wie schrecklich das sein muss! Sie spüren niemals, wie das Licht durch den ganzen Körper strömt. Sie müssten doch eigentlich dauernd Nahrung zu sich nehmen, damit sie immer genug Energie zur Verfügung haben, so wie ich immer und immer von Licht durchdrungen bin.

Sie sehen uns nicht, manchmal trampelt ein Mann durch den Wald und sammelt tote Bäume, das hat mir die Mohnblume erzählt. Er stört all die Wesen, die unter den Baumstämmen hausen, aber er nimmt sie nicht wahr, wenn sie aufgebracht oder lachend um ihn herumflattern. Natürlich braucht er das Holz, das sehe ich jetzt, ohne Feuer würden diese Wesen ja sofort sterben. Was passiert nur mit all den toten Körpern, wenn sie sie verlassen? Mein Körper löst sich einfach auf, es ändert sich gar nichts, er schmilzt einfach in der Sonne. Ich bleibe, wie ich bin.

Wie schrecklich, als Mensch leben zu müssen! Was haben sie nur getan, um so bestraft zu werden?

Nach einer Weile hatte die kleine Elfe genug, es wurde Zeit, dass sie auf ihre Wiese zurückflog. Sie war bereits selbst ganz schwer geworden, angstvoll, müde und traurig. Kaum hatte sie ihre Mohnblume erreicht, legte sie sich in die Blüte und ließ sich vom Sonnenlicht durchströmen – sehr schnell fühlte sie sich so leicht und frei wie immer.

„Es ist unglaublich", berichtete sie jedem, der es hören wollte, „die Menschen leben nicht mehr vom Licht. Sie arbeiten sehr hart, sie spüren nichts mehr außer Angst, ich glaube sogar, sie vertrauen Gott nicht." Das konnten die anderen nun wirklich nicht glauben, sie riefen aufgewühlt durcheinander.

„Wie meinst du das, sie vertrauen Gott nicht? Gott ist doch die Kraft, die uns am Leben erhält, die Energie, aus der wir bestehen, wie können sie dem nicht vertrauen, was sie sind?"

„Ihr habt gut aufgepasst", beruhigte die Königin die erhitzten Gemüter, „doch eines überseht ihr genauso wie die Menschen. Woraus besteht denn die Nahrung, die sie zu sich nehmen?" Sie schwiegen nachdenklich. Doch dann meldete sich die kleine Elfe.

„Natürlich aus Licht, wie alles aus Licht besteht! Also essen sie Licht, wie wir, nur in anderer Form." Sie schwieg erleichtert. „Und ich habe schon gedacht, es gibt etwas, was nicht dazugehört."

„Seht ihr, es kommt nicht auf das an, was ihr seht, sondern auf das, was ihr wahrnehmen wollt. Lasst euch nicht täuschen – alles ist Licht, alles ist Energie, alles ist Gott, auch wenn es in ungewohnter Form, nämlich als Angst, daherkommt."

„Aber warum sind fast alle Menschen so dunkel?", wollte die kleine Elfe noch wissen.

„Weil sie es selbst vergessen haben, weil sie nur noch die Form sehen, nicht mehr die Kraft, die alles belebt und beseelt. Aber das ist nicht unser Thema – heute wollen wir über den Mond sprechen."

Die kleine Elfe macht sich noch immer viel zu viele Gedanken um die Menschen, dachte sie, es wird Zeit, dass sie eine eigene Wiese bekommt.

„Aber man muss es ihnen doch sagen!" Die kleine Elfe flog über die Wiese und versprühte Funken. „Ich will zu den Menschen gehen und es ihnen erzählen, vielleicht hören sie auf mich!" Sie bat das Mädchen, sie wieder mit ins Dorf zu nehmen, und diese setzte die kleine Elfe bereitwillig in die Brusttasche ihrer Bluse.

„Ich glaube nicht, dass sie auf dich hören, aber es ist wirklich süß von dir, dass du uns retten willst." Das Mädchen schien sie gar nicht ernst zu nehmen. „Weißt du, kleine Elfe, selbst wenn du den Menschen erzählst, dass alles Licht ist, dann müssen wir trotzdem auf dem Feld arbeiten und Holz hacken. Unsere Körper sind, wie sie sind, und es hat auch sein Gutes."

„Wirklich? Was denn? Was soll denn gut daran sein?"

„Ich kann es dir nicht erklären, vielleicht solltest du selbst ein Mensch werden, um es herauszufinden." Das Mädchen lachte, es hatte einen Jungen kennengelernt und war zum ersten Mal verliebt. Das Leben war leicht, heiter und farbig, sie sah überall nur noch sein Gesicht, Funken sprühten, wenn sie sich in die Augen sahen, ihr Herz jubelte, und sie liebte das Leben. Gestern hatte er sie geküsst, und sie war überaus froh gewesen, seine Lippen zu spüren – es wog all die Sorgen auf, die man sich als Mensch manchmal so machte, dachte sie.

„Weißt du, was ein Kuss ist?", fragte sie.

„Natürlich, ein schönes, helles Gefühl, als kitzelte dich die Sonne."

Das Mädchen lächelte nur. Das rubinrote Glühen tief im Bauch kannte die Elfe sicher nicht.

„Vielleicht hast du recht, ich sollte ein Mensch werden, aber wie soll ich das anstellen?“, überlegte die Elfe laut. „Ich will selbst erfahren, wie es ist, ich glaube einfach nicht daran, dass es so anstrengend sein muss.“ Doch als sie das Dorf erreichten und die Elfe erneut in den Sog aus dunkler, schwerer Angstenergie eintauchte, sank sogar ihr Mut. Selbst wenn sie den einen oder anderen Menschen erreichen würde, mit dieser Wolke würde sie nie fertig werden. Die Dunkelheit war bereits viel zu weit fortgeschritten, sogar die neuen Menschen, die frisch geboren wurden, ließen sich davon gefangen nehmen. Gerade weil sie noch so hell und leicht waren, schrien sie den ganzen Tag und auch die Nacht hindurch. Sie wehrten sich gegen die Angstwolke, doch spätestens wenn sie laufen und sprechen konnten, wurden auch sie fast vollkommen davon erfasst, stellte die kleine Elfe bei ihren weiteren Besuchen fest.

Wenn sie nur wüsste, was sie tun könnte ...

Sie wurde immer mutloser, sie verließ ihre Wiese schließlich nur noch selten, sie wollte nichts mehr mit den Menschen zu tun haben. Die Aufgabe war zu groß. Wie sollte sie es schaffen, sich nicht von der Schwere beeindrucken zu lassen? Dazu brauchte man eine sehr viel stärkere Seele als die ihre.

Schließlich vergaß sie die Menschen, sie wurde größer, gründete einen eigenen Stamm und zog mit ihm auf eine Waldlichtung. Noch immer hackten die Männer Holz, doch die Elfe beachtete sie nicht mehr. Sie lachte über die kleinen Elfchen, wenn sie um die Männer herumschwirrten und sie neckten, sie drohte ihnen lächelnd, und diesmal waren es die Kleinen, die ihr einen funkelnden Ring um den erhobenen Finger schwirrten. Sie lehrte sie alles, was sie wusste, stand ihnen mit Rat und Tat zur Seite, lebte ein erfülltes Elfenleben. Noch immer besuchte sie täglich die Mohnblume, doch sie sprachen nur noch selten über das Mädchen. Es hatte geheiratet und Kinder bekommen, erzählte die Mohnblume eines Tages, sie hatte keine Zeit mehr, die Blume zu besuchen. Auch sie musste nun hart arbeiten, denn sie hatte den Hof ihrer Mutter geerbt.

Die nicht mehr so kleine Elfe flog freudig in das Dorf, um sie zu besuchen. Sie wollte gerne ihre Kinder kennenlernen und mit ihnen spielen. Doch als das Allerkleinste lachend nach ihr greifen wollte, schaute seine Mutter nur verwundert in die Luft. Augenscheinlich konnte sie sie nun auch nichts mehr sehen. Die Elfe bemerkte erschrocken die dunkle Wolke, die sich um das Mädchen gelegt hatte. So hatte auch sie das Licht vergessen, es war wohl so, wenn man ein Mensch war, dachte die Elfe, es ließ sich nicht vermeiden.

Sie verließ das Dorf und nahm sich vor, es nie wieder zu besuchen.

Schließlich kam der Tag, an dem die Elfe spürte, dass ihre Kraft schwächer wurde. Auch das hellste Sonnenlicht wärmte nicht mehr genug. Die Elfe setzte sich auf ihre Mohnblüte, hielt ihr Gesicht in die Sonne und löste sich auf.

Doch schon nach kurzer Zeit wurde sie wie magisch

von einem Punkt auf der Erde angezogen, und sie spürte, dass ein neues Leben auf sie wartete. Sie verband sich mit ihrem noch völlig unentwickelten Körper, schlüpfte probehalber hinein – und steckte fest.

Erschrocken wollte sie sich von Licht durchdringen lassen, so, wie sie das als Elfe immer getan hatte, doch da war eine neue Schwingung, eine, die sie noch nie gespürt hatte. Sie schaute sich um und erkannte erschüttert, dass sie dabei war, einen menschlichen Körper zu bilden. Ärmchen, Beinchen, alles war dicht und materiell, dunkel und warm. Sie versuchte, sich zu erinnern, wie das noch gleich mit dem Licht war, doch sie hatte die Zauberformel vergessen, das Fleisch hatte sie fest im Griff.

Sie fühlte sich zum ersten Mal in ihrem Leben gefangen, alles war träge und langsam, sogar ihre Gedanken flossen nur noch zäh dahin. Es wurde immer enger, sie spielte mit der Nabelschnur, mit ihren Füßen, sie versuchte, Freundschaft mit ihrem wachsenden Körper zu schließen, sich wenigstens an ihn zu gewöhnen. Schließlich spürte sie, dass es Zeit wurde, die dunkle Höhle, in der sie sich befand, zu verlassen, und sie war überglücklich. Endlich würde sie wieder das Licht sehen, die anderen Elfen, vielleicht sogar die Mohnblume.

Die Geburt war eine einzige Tortur, ihr Körper schmerzte überall, ihr Kopf wurde zerdrückt, das Licht war zu grell, weil ihre Augen so empfindlich waren, sie konnte sich nicht mehr bewegen, weil sie in ein Tuch eingewickelt wurde. Sie hatte Hunger, doch das Licht nährte sie nicht, sie musste an Mutters Brust trinken, und sie schrie und schrie.

„Meine kleine Elvira", flüsterte ihre Mutter, „warum machst du es dir nur so schwer?" Sorgenvoll schüttelte sie den Kopf.

Die kleine Elvira war ein dickes und unglückliches Kind. Sie schien immer auf der Suche zu sein, sie lachte nur selten, dann griff sie nach der Luft und verfolgte etwas mit den Augen. Nachts schrie sie, tagsüber verlangte sie andauernd nach ihrem Fläschchen – es war, als könne sie nie genug Nahrung bekommen. Wenn die Sonne in ihr Bettchen schien, wurde sie fast verrückt, dann strampelte sie mit den Beinen, riss ihre Augen und das Mündchen weit auf, als wolle sie das Sonnenlicht trinken. Ihre Mutter lief besorgt herbei und schob sie in den Schatten.

„Sie ist so unruhig, ich glaube, sie ist krank", sagte sie sorgenvoll zu ihrem Mann und fuhr mit ihr zum Arzt.

„Sie fühlt sich nicht wohl, ihr Körper ist ihr zu unbeholfen, das wird sich legen, wenn sie erst ein bisschen weiter entwickelt ist. So lange geben Sie ihr das." Der Arzt kannte sich aus, er überreichte der Mutter einen kleinen Flakon mit einer klaren Flüssigkeit. Sie tropfte etwas davon in Elviras Milch, und plötzlich wurde alles leicht und weit in Elviras Körper, so, wie sie es kannte. Es war zwar nicht die Energie der Sonne, doch die Kraft verschiedener Blüten war in der Lösung eingefangen. Nachdem Elvira davon bekommen hatte, schlief sie zum ersten Mal durch.

Aber die Wirkung hielt nur kurz an, und die Mutter wollte ihr nicht zu viel von den Tropfen geben.

„Du musst lernen, dich in deinem Körper wohlzufühlen", erklärte sie ihr liebevoll, und Elvira gab sich alle Mühe. Schließlich lernte sie, sich so weit von ihrem Körper abzuwenden, dass sie ihn nicht spürte, sogleich fühlte sie sich besser. Dadurch aber lernte sie nur mühsam, zu sitzen und zu laufen. Die Mutter lief wieder zum Arzt, und er gab ihr andere Tropfen. Sie sollten ihr helfen, fester in ihrem Körper verankert zu sein, sagte der Arzt, und die Mutter, die sich immer größere Sorgen machte, gab sie Elvira bereitwillig. Nun schrie das Kind nur noch, denn sie konnte nicht flüchten und hasste die Enge und Unbeholfenheit ihrer Arme und Beine. Wo waren ihre Flügel? Wie sollte sie jemals wieder Funken sprühen? Ihr Herz war verborgen hinter einer Menge festen Fleisches.

Elvira wuchs heran, sie lernte laufen, singen und sprechen. Sie vergaß nach und nach, worunter sie litt, sie war zwar nicht glücklich, doch wenn sie sich nur genügend vollstopfte, spürte sie die Enge nicht mehr. Sie fand viele verschiedene Möglichkeiten, ihre Energie und damit ihren Schmerz zu unterdrücken – sie konnte essen, fernsehen oder so lange mit dem Fahrrad im Kreis herumfahren, bis es ihr ganz schwindelig wurde. Sie konnte sich auf den Boden legen und mit den Füßen strampeln, sie konnte so lange schreien, bis ihre Mutter sie in den Arm nahm, sie konnte stundenlang spielen – immer wieder das gleiche, sodass sich der Vater sehr über ihre Ausdauer freute.
„Aber sie lacht nicht, sie ist nicht glücklich", wandte die Mutter oftmals ein und betrachtete sie sorgenvoll, doch

Elvira entwickelte sich so prächtig, dass sie es bald nicht mehr ernst nahm. Die Schule begann, und Elvira lernte geradezu begierig lesen und schreiben. Jetzt konnte sie verschwinden, wann immer sie wollte – Bücher funktionierten fast noch besser als Schokolade, stellte sie fest. Sie verlor sich in fremde Welten, las Märchen von Elfen, Feen und Kobolden. Sie konnte sich nicht sattsehen an Filmen, in denen Zauberwesen mitspielten, und ihre Eltern nannten sie liebevoll „Träumerchen".

Sie wurde immer größer, entwickelte eine blühende Phantasie, und eines Tages begann sie selbst, Märchen zu schreiben. Sie begeisterte Groß und Klein mit ihren Geschichten.

„Aber ich erinnere mich genau daran!", wollte sie rufen, wenn sie gefragt wurde, wie sie sich all diese Dinge ausdenken konnte. Doch sie war bereits alt genug, um zu wissen, dass ihr niemand glauben würde. Und begann sie nicht selbst oft genug zu zweifeln? Als sie etwa zwanzig war, hatte sie alles, was mit Elfen und Funken zu tun hatte, vergessen, das Einzige, worunter sie litt, war ihr viel zu hohes Gewicht. Sie konnte einfach nicht aufhören zu essen, keine Diät funktionierte, es war, als müsse sie verhungern, wenn sie auch nur daran dachte, etwas weniger Nahrung zu sich zu nehmen. Sie ging zu verschiedenen Therapeuten, versuchte, sich zu lieben, ihren Körper zu akzeptieren, sich selbst zu vergeben, den Eltern, dem Rest der Welt, ja dem gesamten Universum, doch sie hörte nie auf, viel zu viel Nahrung in sich hineinzustopfen.

Sie spürte tief in sich, dass das Leben so nicht sein

sollte, es gab Licht, Leichtigkeit, Freude, Liebe, aber nicht für sie, nicht in diesem Körper.

Und so beschloss sie irgendwann, ihren Körper zu verlassen. Ganz einfach so, ohne jedes Drama. Sie wollte kein Mensch sein müssen, sie hatte sich geirrt, als sie in den Körper geschlüpft war. Es konnte nur ein Irrtum sein. Freiwillig hätte sie diese Tortur niemals auf sich genommen.

In einer besonders dunklen und kalten Nacht war es schließlich so weit. Sie hatte das Gefühl, nie wieder warm zu werden, nie wieder zu spüren, wie es war, leicht und frei zu sein – und so wollte und würde sie nicht mehr weiterleben.

Elvira nahm viel zu viele Schlaftabletten, schlief ein und glitt langsam hinein in die Bewusstlosigkeit.

Ihr Geist wurde frei, er verließ die Enge des Körpers, sie atmete nur noch sehr schwach. Sie schwebte hoch über dem Haus, sah sich im Bett liegen, die silberne Schnur, die ihren Geist mit ihrem Körper verband, wurde blasser und blasser. Schwerelos glitt sie durch ihre vielen Leben, und sie fühlte sich so frei und erleichtert, dass sie entschied, nie wieder und in keiner Form zur Erde zurückzukehren.

Auf einmal wurde ihre Aufmerksamkeit geweckt.

Da war es, das kannte sie, daran also hatte sie sich immer wieder erinnert!

Sie sah sich als Elfe auf einer Mohnblüte sitzen, sie redete mit ihr, trank das Sonnenlicht, sie war leicht, voller Frieden, Liebe und Glück. Sie konzentrierte sich, und das Bild wurde noch deutlicher. Sie sah das Mädchen, das

Dorf, den verstorbenen Vater… Genau hier hatte sie ihre Entscheidung getroffen, das Leben als Mensch auszuprobieren, jetzt konnte sie es spüren. Und da war ihr Herz, sie sah ganz deutlich, wie es in jenem Moment größer wurde als sie selbst, wie es einen Lichtstrahl nach oben, in das unermessliche Herz des Himmels schickte.

Und sie sah, wie das Herz des Himmels antwortete. Ein leuchtend goldener Lichtstrahl fuhr zurück, erleuchtete ihr Herz und gab ihm eine vollkommen neue Kraft, eine völlig andere Schwingung. Damit würde sie es schaffen, erkannte sie auf einmal – sie hatte die Kraft, die sie für diese Aufgabe brauchte, längst erhalten. Bereits in jenem Moment, als sie sich entschieden hatte, sie auf sich zu nehmen, hatte das Universum geantwortet.

Aber was ist nur passiert, warum bin ich so unendlich schwer geworden, hier gibt es kein Licht, ich bin voll Trauer und Schmerz!, rief ihr Geist. Das Leben als Mensch ist hart und schwer, schon in der Bibel steht, im Schweiße eures Angesichtes sollt ihr euer Brot essen, genau das tun wir, es ist furchtbar! Da muss doch mehr sein, es muss doch etwas wie Liebe geben – Gott, wo bist du bloß? Ich halte es nicht mehr aus ohne dich, du musst dich mir zeigen. Es muss etwas geben, das dafür sorgt, dass das Leben nicht ein einziger Kampf ist! Ich brauche die Kraft, die ich damals erhalten habe, ich spüre sie nicht mehr! So kann ich nicht weitermachen!

Plötzlich wurde es weit und licht um Elvira. Es war, als dehne sich ihr Bewusstsein aus, als könne sie einen kurzen Blick in die unendliche Freiheit des göttlichen Geistes erhaschen.

*Als du als Elfe gesehen hast, wie dicht die Menschen sind, wie schwer das Leben ist, wie getrennt sie von allem sind, wie hart sie für ihr tägliches Überleben kämpfen und arbeiten müssen – da hast du es geglaubt.*
*Du hast begonnen, an deiner Kraft zu zweifeln, hast geglaubt, dass sogar das Licht eine Grenze habe.*
*Und gleichzeitig hattest du das Gefühl, so könne die Wahrheit nicht sein, etwas sei falsch, eine solche Lebensform brauchte es nicht zu geben, nicht auf diese unglückliche Weise.*
*Du hast dich auf den langen Weg gemacht, um es herauszufinden.*
*Du bist ein Teil Gottes, und es gibt keinen Grund, warum du als Mensch schwerer sein solltest als eine Elfe. Die Dichte deines Körpers ist eine Illusion. Die Energie deines Körpers ist stärker, mehr nicht. Du hast dich nicht verändert. Du hast nur eine Schwingung dazubekommen. Mehr nicht.*
*Dein Körper ist nicht dicht, nichts ist dicht oder abgetrennt. Die Farben sind kräftiger, leuchtender, die Ezergie ist stärker. Aber das ist auch schon alles. Es ist einleuchtend, dass alle Erfahrungen intensiver erscheinen, und es passiert schnell, dass du dich in ihnen verlierst. Der Tanz ist schneller, machtvoller, du musst klar bleiben, sonst verirrst du dich im Strudel. Auch das Leid erscheint kraftvoller, aber das ist es nicht.*

*Es ist nicht schwerer, Glück zu verwirklichen als Leid. Es hängt ausschließlich davon ab, worauf du dich konzentrierst. Es ist nichts als ein Spiel von Farben – du kannst es sehen, aber du weißt, dass alles aus dem weißen Licht kommt.*

*Hör auf zu leiden.*
*Es gibt keinen Grund dazu. Du hast dich einfach geirrt. Du brauchst keinen Trost. Du bist verbunden, immer und immer. Du bist Licht, du gehörst dazu, dieses „Du" gibt es gar nicht. Du gehörst zu uns, zu uns Elfen, zu uns Engeln, zu uns „Außerirdischen", zu allen Ausdrucksformen – du gehörst zum Licht. Wie wir alle, so war es immer, und so wird es immer sein.*

Und wieder spürte Elvira den goldenen Lichtstrahl in ihrem Herzen.

*Es wird Zeit, du musst zurück*, hörte sie auf einmal eine sehr, sehr sanfte, aber äußerst eindringliche Stimme sagen. Sie schaute sich um, da war auf einmal eine Kraft, ein Schutzengel, ein überraschend vertrautes, aber in seiner Schönheit und Kraft beinahe überwältigendes Lichtwesen.

Alarmiert blickte Elvira zur Erde, da lag ihr Körper. Schläuche steckten darin, blinkende Apparate standen um ihn herum, und am Fuße des Bettes hielten sich ihre Eltern weinend aneinander fest.

*Geh jetzt.*

Ich will nicht, dachte sie, doch sie spürte, dass es nicht stimmte. Im Gegenteil. Sie wollte nichts sehnlicher, als ihren selbst gewählten und doch so unermesslich wichtigen Auftrag zu erfüllen.

Von nun an würde sie nie wieder etwas ohne diese Stimme tun, nahm sie sich vor – dann schlüpfte sie in ihren Körper zurück. Es war noch schlimmer als beim ersten Mal, denn jetzt verschlang sie der Nebel aus Schlaftabletten.

Entschlossen nahm sie ihren Kampf mit dem Gift auf.

Ein paar Tage später saß Elvira im blühenden Garten ihrer Eltern, um ein wenig in ihr Tagebuch zu schreiben. Sie fühlte sich noch sehr schwach. Ihr Blick fiel auf das leuchtend rote Blumenbeet – ihre Eltern hatten eine in den Augen der Nachbarn äußerst merkwürdige Schwäche für Klatschmohn.

Auf einmal hatte Elvira das Gefühl, dass sie nicht allein war. Und tatsächlich – da saß etwas auf dem Tagebuchrand. Etwas Kleines, Durchscheinendes, Merkwürdiges.

„Wer bist du denn?", fragte Elvira entgeistert.

„Kannst du mich endlich sehen?", fragte die kleine Elfe glücklich. „Ich schwirre um dich herum, seit du uns verloren hast, ich war immer da, ich weiß alles über dich. Ich habe meinen Stamm verlassen, damit ich dabei sein kann, wenn du aufwachst."

Elvira schlug die Hände vor ihr Gesicht und weinte sich endlich allen Ballast aus dem Leib. Es war viel, was sich in den schweren Jahren angesammelt hatte.

„Weißt du, wie es der Mohnblume geht?“, fragte sie nach langer Zeit.

„Sie hat viele Kinder, ein ganzes Feld von Kindern, und sie lässt dich herzlich grüßen“, erwiderte das Elfchen. „Aber darf ich dich etwas fragen, nur, damit ich es weitersagen kann?“

„Alles, was du willst, kleine Elfe.“

„Ist es wirklich so furchtbar, ein Mensch zu sein?“

Elvira überlegte lange.

„Nein“, meinte sie entschlossen. „Nein, es ist ganz und gar nicht furchtbar, es ist wunderschön, weil wir jede Menge Kraft haben. Es ist unglaublich, wie viele Gefühle ein menschlicher Körper haben kann, Gefühle, von denen ihr nicht einmal etwas ahnt.“ Sie lachte versonnen. „Es ist ein besonderer Club, aber nur, wenn wir nicht vergessen, dass wir sind wie ihr Elfen, dass wir fliegen können, dass unsere Herzen Funken sprühen können, dass wir in allen Dimensionen existieren – nur dann, wenn wir nicht auf unsere eigene Dichte hereinfallen. „Weißt du“, Elvira rieb sich nachdenklich die Nase, „ich glaube, ich werde darüber schreiben. Willst du mir vielleicht helfen? Wir können den Menschen gemeinsam die Wahrheit sagen, mir werden sie sicher eher zuhören als dir, weil sie dich ja nicht sehen können.“

Die kleine Elfe zog goldene Funken um Elviras erhobenen Füller.

„Ja, das will ich, dann lerne ich alles über die Menschen, was es zu lernen gibt!“ Die Elfe schwirrte um den Füller herum.

„Und glaube mir, es ist eine Menge Gutes. Wenn wir nur ein wenig aufwachen würden, dann könnten wir so viel Schönheit, Liebe und Kraft verwirklichen! Weißt du, ich glaube, das ist es, was uns Menschen ausmacht." Die kleine Elfe hatte sehr genau zugehört, ihr war Elviras „uns Menschen" nicht entgangen.

„Wir können Dinge verwirklichen, wir können sie auf die Erde bringen, wir haben die Werkzeuge, die Kraft und die Schwingung, Energie zur Materie werden zu lassen. Wir können ein wahres Paradies aus der Erde machen, ein Paradies, in dem Liebe, Schönheit und Kraft herrschen, in dem jeder so sein darf, wie er ist, in dem es keine Verurteilungen und keine Gewalt gibt." Elvira seufzte. „Es ist ein langer Weg, aber wir können tatsächlich den Himmel auf Erden haben."

„Aber all das gab es bereits, bevor es Menschen gab, wir hatten schon den Himmel auf Erden – es sind die Menschen, die dunkle Energien ins Spiel bringen", wagte die kleine Elfe einzuwenden. Elvira schüttelte den Kopf, sie sah auf einmal alles ganz klar.

„Nein, Kleines, du irrst dich. Nicht wir bringen die dunklen, langsamen Energien ins Spiel, wie du es nennst, sie existieren bereits, auch sie gehören zu Gott. Alles ist Energie, egal, wie schnell oder langsam es schwingt. Leid schwingt eben langsam. Das Problem ist: Wir haben uns so sehr mit dem Leid identifiziert, dass wir nichts anderes mehr erkennen können. Der menschliche Körper ist langsam, deshalb geht er in Resonanz mit langsamen Energien. Unsere Aufgabe ist es, in der gesamten Breite des Spektrums zu existieren und, auch wenn es sich manchmal dicht anfühlt, das Licht nicht zu verlieren, sondern es zu verwirklichen. Verstehst du das?"

„Dann seid ihr wie ein Regenbogen, der die ganze Farbskala überspannt?“, fragte die kleine Elfe, auch sie lernte rasch.

„Vielleicht, vielleicht ist es so. Ein Regenbogen, der sich zu sehr auf seine dunklen Farben konzentriert hat, sodass er die hellen überhaupt nicht mehr spürt“, erwiderte Elvira.

„Oder wie eine Geige, die nur die tiefen Töne spielt“, warf die kleine Elfe ein. „Oder wie ein Vogel, der nur herumläuft!“

Schließlich setzte sie sich entschlossen auf den Tagebuchrand und legte die Stirn in Falten.

„Es wird Zeit, das den Menschen zu sagen.“ Die kleine Elfe schob das Papier zurecht. Elvira lachte und schraubte den Füller auf.

*Die kleine Elfe*, schrieb sie, und darunter, damit erst gar keine Missverständnisse aufkämen:

*Kein Märchen.*

Ebenso erschienen bei Schirner

lesen, fliegen, landen
Schirner Verlag

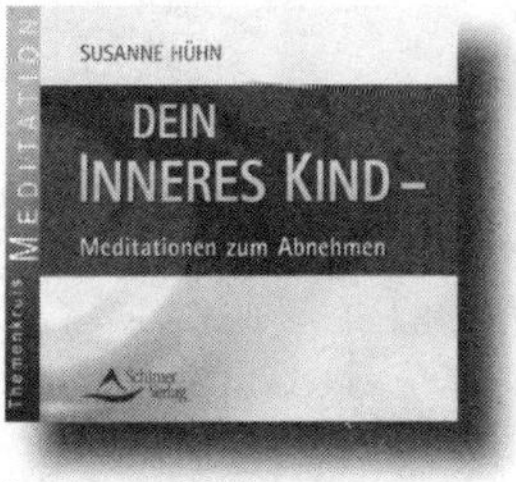


Spielzeit: 58:33 Min.
ISBN 978-3-89767-329-8

Susanne Hühn
## Die Heilung des hungrigen inneren Kindes
Meditationen zum Abnehmen

Auf dieser CD finden Sie Phantasiereisen, mit denen Sie die Ursachen von Esszwang und zu hohem Körpergewicht erkunden und loslassen können. So lernen Sie, alten Ballast abzuwerfen, die Landschaft Ihres Körpers zu reinigen, zu verstehen, wozu Übergewicht dient, und es loszulassen.
Weiterhin können Sie mit den Meditationen auf dieser CD jenen inneren Anteil in sich wiederfinden, der sich mit Gefühlen auskennt und sie gut meistern kann. Sie entdecken andere Möglichkeiten, sich mit Energie zu versorgen als über das Essen und werden Sie mit jenen inneren Anteilen in Kontakt gebracht, die frei und ursprünglich sind, sich trauen, sich selbst auszudrücken – die einfach ganz und gar sie (Sie!) selbst sind.

---

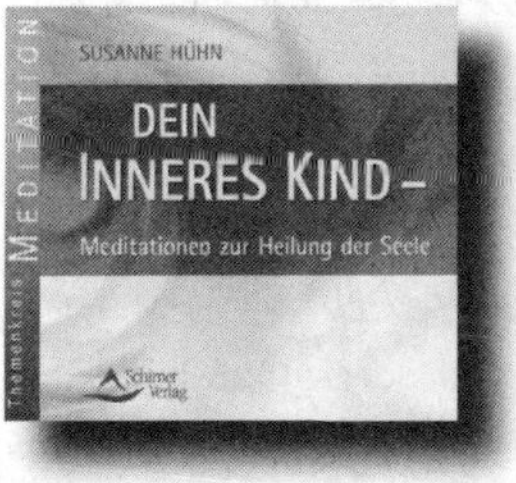


Spielzeit: 66:07 Min.
ISBN 978-3-89767-328-1

Susanne Hühn
## Die Heilung des inneren Kindes
Meditationen zur Heilung der Seele

Die Phantasiereisen auf dieser CD ermöglichen Ihnen, dem Kind in Ihnen eine Stimme und eine innere Heimat zu geben. Sie lernen die archetypische Kraft der guten Eltern kennen und können sie in Ihr Leben einladen – so erfahren Sie, wie es ist, bedingungslos geliebt zu werden, von ganzem Herzen erwünscht zu sein und sich geborgen zu fühlen. Sie bekommen Zugang zu Ihrem inneren Kind und finden den Weg zu dem Zaubergarten mitten in Ihrem Herzen, wo es immer sicher und geschützt ist. Außerdem können Sie sich mit der Mutter in Ihrem Inneren endgültig versöhnen und sich auf Seelenebene noch einmal völlig neu entscheiden, Licht, Liebe und Fülle zu verwirklichen.

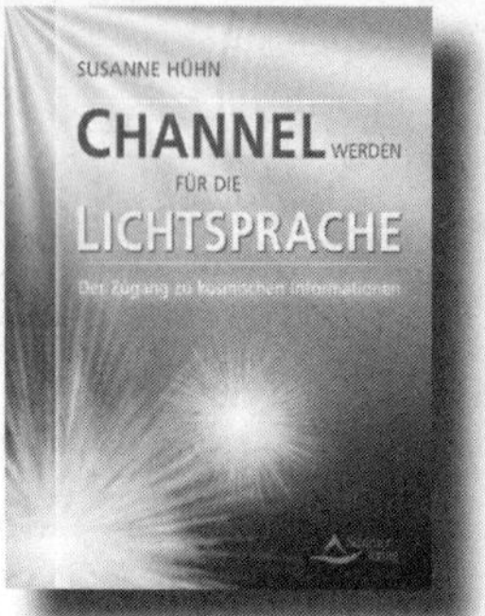


288 Seiten
ISBN 978-3-89767-275-8

Susanne Hühn

## Channel werden für die Lichtsprache

Der Zugang zu kosmischen Informationen

Dieses Buch führt Sie mit mehreren praktischen Übungen und Meditationen an das Thema »Channeling« heran und zeigt Ihnen, wie sie es auf ganz einfache Weise selber praktizieren können. So bekommen Sie einen eigenen Zugang zu höheren Anteilen Ihres eigenen Bewusstseins. Sie erlernen die Sprache des Lichtes, die hier die Sprache Gottes ist, der göttlichen Liebe und der Schöpfung, wie wir sie auf der Erde verstehen können.

---

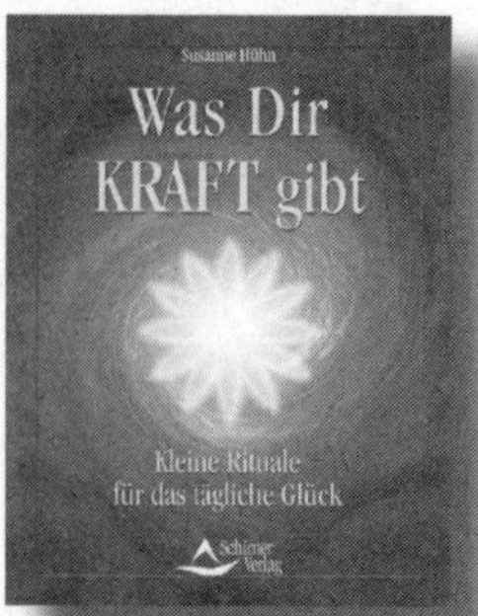


288 Seiten

ISBN 978-3-89767-172-0

Susanne Hühn

## Was dir Kraft gibt

Kleine Rituale für das tägliche Glück

Haben Sie auch manchmal das Gefühl, die ganze Welt saugt Ihre Energie aus Ihnen heraus, jeder in Ihrer Umgebung zerrt und zieht an Ihnen, will Ihre Aufmerksamkeit, Ihre Zeit, Ihr Geld? Und wissen Sie meistens nicht, wie Sie sich dagegen wehren können?

In diesem Buch zeigt Ihnen die Autorin ganz unterschiedliche Wege, Ihre Kraft wieder zu gewinnen und die Freiheit zu erlangen, selbst zu entscheiden, wann Sie wem wieviel Energie, Aufmerksamkeit und Zuwendung schenken. Sie erklärt außerdem sehr gut verständlich, auf welche Weise Sie sich vielleicht immer wieder Kraft rauben lassen und was Sie dagegen tun können.

Denn Ihre Lebensenergie ist ein Geschenk und nichts, worauf jemand ein Recht hat.

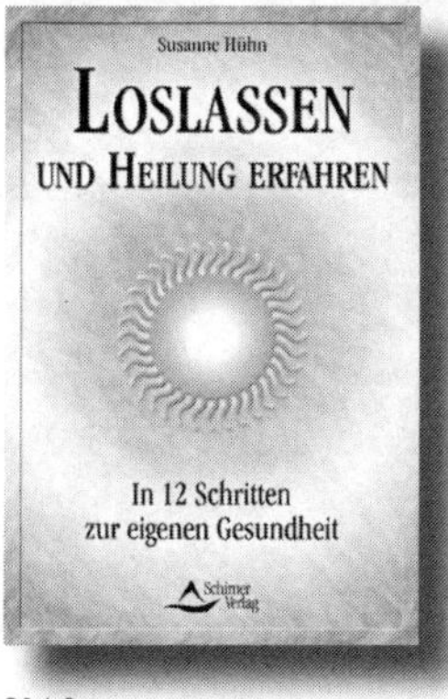


216 Seiten

ISBN 978-3-89767-234-5

Susanne Hühn

## Loslassen und Heilung erfahren

In 12 Schritten zur eigenen Gesundheit

Die Autorin wendet in diesem Buch die bewährte 12-Schritte-Methode an, um Sie zu mehr Heilung und Lebenskraft zu führen. Sie zeigt Ihnen, wie Körper, Seele und Geist zusammenhängen und was passiert, wenn Sie diesen Zusammenhang ignorieren, wie das so oft geschieht. Sie lernen, besser für sich zu sorgen, das zu tun, was Ihrer Gesundheit und Genesung nutzt, und das zu lassen, was Ihnen schadet.

---

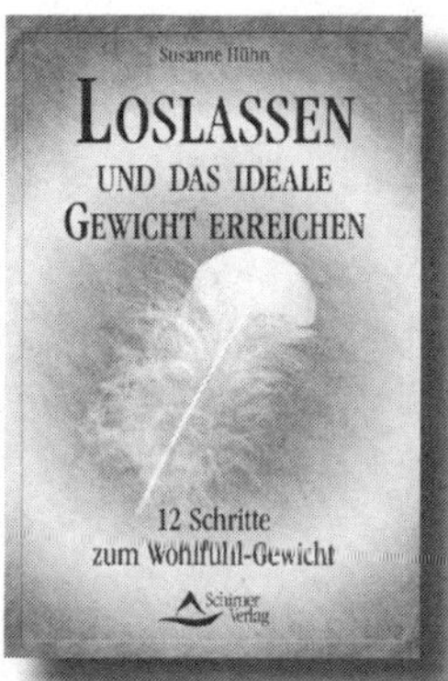


180 Seiten

ISBN 978-3-89767-234-5

Susanne Hühn

## Loslassen und das ideale Gewicht erreichen

12 Schritte zum Wohlfühl-Gewicht

»Es geht in diesem Buch nicht darum, wie man essen muß, um dauerhaft abzunehmen… Es geht vielmehr um deine Genesung vom zwanghaften Essen – und zwar mit allem, was dazugehört –, falls du darunter leidest.«

Mutig, einfühlsam und kraftvoll erzählt die Autorin ihre eigene Geschichte und zeigt einen Weg zum stabilen idealen Gewicht. Dieses fühlt sich für jeden anders an. Es ist jenes Gewicht, das Sie gut halten können und mit dem Sie sich wohl fühlen, das Ihrer natürlichen, gesunden Lebensweise entspricht. Das Buch macht Mut, es weist Wege in ein freies, selbstbestimmtes Leben, das nicht von der äußerst anstrengenden und schmerzhaften Beschäftigung mit dem zwanghaften Essen und dem eigenen Gewicht bestimmt wird, sondern Raum bietet für Glück, Zufriedenheit und echte Heilung.